H.-P. Richter · V. Braun
(Hrsg.)

# *Schiefhals*

## Behandlungskonzepte des Torticollis spasmodicus

Mit 48 Abbildungen

Springer-Verlag
Berlin Heidelberg NewYork
London Paris Tokyo
HongKong Barcelona
Budapest

Prof. Dr. med. Hans-Peter Richter
Dr. med. Veit Braun
Neurochirurgische Klinik der Universität Ulm
Bezirkskrankenhaus Günzburg
Ludwig-Heilmeyer-Straße 2
W-8870 Günzburg, BRD

Die Deutsche Bibliothek – CIP-Einheitsaufnahme
Schiefhals: Behandlungskonzepte des Torticollis spasmodicus /
H.-P. Richter; V. Braun (Hrsg.). – Berlin; Heidelberg; New York;
London; Paris; Tokyo; Hong Kong; Barcelona;
Budapest: Springer, 1993
ISBN-13: 978-3-642-77065-4 e-ISBN-13: 978-3-642-77064-7
DOI: 10.1007/ 978-3-642-77064-7
NE: Richter, Hans-Peter [Hrsg.]


Softcover reprint of the hardcover 1st edition 1993



Satz: Fa. M. Masson-Scheurer, W-6654 Kirkel 2, BRD

25/3130 – 5 4 3 2 1 0 – Gedruckt auf säurefreiem Papier

Die Herausgeber widmen diese Monographie
dem kanadischen Neurochirurgen
Prof. Claude Bertrand aus Montreal.
Er hat die Operationsmethode
der selektiven peripheren Denervierung entwickelt.

# Vorwort

Der Torticollis spasmodicus ist eine Krankheit, die nach wie vor viele Rätsel aufgibt, sowohl bezüglich ihrer Ätiopathogenese als auch ihrer Therapie. In den vergangenen Jahren traten 2 neue Behandlungsverfahren in den Vordergrund. Beide versprachen wesentlich erfolgreicher zu sein als alle, die bisher eingesetzt worden waren. Das eine ist die Injektionsbehandlung mit Botulinumtoxin A, erstmals 1986 von Tsui und Mitarbeitern vorgeschlagen. Inzwischen wurden auch in Deutschland an mehreren Orten umfangreiche Erfahrungen mit dieser Behandlungsmethode gesammelt.

Das andere Behandlungsverfahren ist die Operation, nämlich die selektive periphere Denervierung der betroffenen Muskeln. Sie geht auf den kanadischen Neurochirurgen Bertrand zurück. Er hat sie erstmals 1982 vorgestellt.

Wir selbst begannen 1988 in der Neurochirurgie des Städtischen Klinikums Fulda mit diesem Eingriff und setzten ihn später an der Universität Ulm/Günzburg fort.

Es schien uns nun an der Zeit, die Bilanz der heutigen Vorstellungen vom Torticollis spasmodicus und seiner konservativen und operativen Behandlungsmöglichkeiten zu ziehen. Auch sollten die Ergebnisse neurophysiologischer und neuropathologischer Untersuchungen bei den Patienten dargestellt werden, die sich in unserer Klinik einer Operation unterzogen hatten.

Diese Themen waren Gegenstand einer Arbeitstagung im Internationalen Institut Schloß Reisensburg bei Günzburg am 4.12.1990 und sind Inhalt dieser Monographie.

Autoren und Herausgeber hoffen, mit dieser Monographie eine Diskussionsgrundlage für die Zukunft geschaffen zu haben und die Beschäftigung mit dem Torticollis spasmodicus weiter anzuregen, damit den an dieser Krankheit leidenden Patienten hoffentlich noch wirksamer geholfen werden kann.

Den Mitarbeitern des Springer-Verlags, im insbesonderen Frau Berger, danken wir für ihr geduldiges Verständnis und die großzügige Ausstattung des Buches.

Ulm/Günzburg, im Sommer 1992

H.-P. Richter
V. Braun

# Inhaltsverzeichnis

# Mitarbeiterverzeichnis

Prof. Dr. med. J. C. Aschoff
cand. med. F. J. Halbgewachs
Abteilung der Neurologie der Universität Ulm
Steinhövelstraße 9
W-7900 Ulm, BRD

Prof. Dr.-Ing. W. Becker
cand. med. I. Flüs
Dr. rer. nat. R. Jürgens
Sektion Neurophysiologie
Universität Ulm
Albert-Einstein-Allee 11
W-7900 Ulm, BRD

Prof. Dr. med. R. Benecke
Neurologische Klinik
der Heinrich-Heine-Universität Düsseldorf
Moorenstraße 5
W-4000 Düsseldorf 1, BRD

Prof. Dr. med. G. Dieckmann
Neurochirurgische Klinik
Evangelisches Krankenhaus
W-2900 Oldenburg i. Oldenburg, BRD

Prof. Dr. med. C. H. Lücking
PD Dr. med. G. Deuschl
Dr. med. F. Heinen
Neurologische Universitätsklinik
Klinikum Albert-Ludwig-Universität Freiburg
Hansastraße 9
W-7800 Freiburg i. Breisgau, BRD

Dr. med. E. Peterson
Neurologische Abteilung
Rommel-Klinik GmbH
Bätznerstraße 96
W-7547 Wildbad, BRD

Prof. Dr. med. H.-P. Richter
Dr. med. V. Braun
Neurochirurgische Klinik der Universität Ulm
Bezirkskrankenhaus Günzburg
Ludwig-Heilmeyer-Straße 2
W-8870 Günzburg, BRD

Prof. Dr. med. J. M. Schröder[1]
Dr. med. B. Huffmann[1]
Dr. med. V. Braun[2],
Prof. Dr. med. H.-P. Richter[2]
[1] Institut für Neuropathologie
Klinikum der RWTH Aachen
Pauwelsstraße 30
W-5100 Aachen, BRD
[2] Neurochirurgische Klinik der Universität Ulm
Bezirkskrankenhaus Günzburg
Ludwig-Heilmeyer-Straße 2
W-8870 Günzburg, BRD

Prof. Dr. med. R. Schüttler
Abteilung Psychiatrie II der Universität Ulm
Bezirkskrankenhaus Günzburg
Ludwig-Heilmeyer-Straße 2
W-8870 Günzburg, BRD

# Klinische Symptomatologie und neurophysiologische Diagnostik des Torticollis spasmodicus

C. H. Lücking, G. Deuschl und F. Heinen

Dystone Bewegungsstörungen sind Ausdruck einer Erkrankung der Basalganglien. Der Torticollis spasmodicus (T.s.) gehört zu den umschriebenen Formen einer Dystonie, die sich in der Regel auf wenige Muskeln beschränkt. Die unwillkürlichen Kontraktionen einzelner Hals- und Nackenmuskeln führen dabei zu abnormen Haltungen und Bewegungen des Kopfes, die zunehmend weniger willkürlich korrigiert werden können.

Die *klinische Symptomatologie* des T.s. wird bestimmt von der Zahl, der Funktion und dem Zusammenspiel der betroffenen Muskeln sowie von der Art der unwillkürlichen Muskelinnervation. Am häufigsten zeigt sich der Tortikollis im eigentlichen Sinn mit einer reinen Drehung des Kopfes zu einer Seite. Daneben finden sich reine Neigung des Kopfes zur Schulter, Beugung des Kopfes nach vorne oder hinten und die Kombination der verschiedenen Auslenkungen. Die Nomenklatur für die einzelnen Bewegungs- und Haltungsanomalien ist nicht ganz einheitlich. Während Hassler u. Dieckmann [7] (1970) die Drehung des Kopfes als horizontalen und die Seitwärtsneigung als rotatorischen Tortikollis bezeichneten, findet sich in der angelsächsischen Literatur die Bezeichnung „rotational torticollis“ und „twisting“ für die Drehung und „tilt“, „turning“ oder „inclination“ für die Seitwärtsneigung. Es wurde daher schon früher eine Vereinheitlichung der Nomenklatur vorgeschlagen mit Tortikollis für die Drehung (Nase zur Schulter), Laterokollis für die Seitwärtsneigung (Ohr zur Schulter) und Anterokollis und Retrokollis für die Beugung des Kopfes nach vorn bzw. hinten [10]. Eine Kombination einzelner Auslenkungen würde beispielsweise ein Laterokollis nach rechts mit Tortikollis nach links oder ein Retrokollis mit Laterokollis nach links darstellen.

Die *Häufigkeitsverteilung* der verschiedenen Formen des T.s. ergab bei einer Analyse von 100 unausgelesenen Patienten für den Tortikollis 72%, den Laterokollis 11%, den Retrokollis 9% und für gemischte Formen 8% [4]. In diesem Kollektiv war der an sich sehr seltene Anterokollis nicht beobachtet worden.

Die *Richtung* der abnormen Kopfbewegung wird im wesentlichen festgelegt durch die Funktion und Kombination der dystonen Muskeln. Dabei sind aus biomechanischen Gründen der M. splenius und der M. sternocleidomastoideus von größerer Bedeutung als der M. trapezius und M. levator scapulae. Der Tortikollis kommt meist durch die synchrone Innervation des zur Drehrichtung kontralateralen M. sternocleidomastoideus und des synergistisch wirkenden ipsilateralen M. splenius zustande, seltener durch die Aktivität nur einer der beiden Muskeln. Den

Laterokollis ruft die Aktivierung des M. sternocleidomastoideus und M. splenius der gleichen Seite, teilweise auch des M. levator scapulae, den Retrokollis die bilaterale Innervation der Mm. splenii und den Anterokollis die beidseitige Tätigkeit der Mm. sternocleidomastoidei oder tiefer Kopfbeuger hervor.

Die klinische Beobachtung läßt den *phasischen* von dem *tonischen Torticollis spasmodicus* abgrenzen. Die phasische Form besteht in einer kurzen, ruckartigen mitunter repetitiven Bewegung des Kopfes mit rascher Rückkehr in die Ausgangsposition. Der tonische T.s. führt zu einer anhaltenden Fehlstellung des Kopfes, die willkürlich meist nur unvollständig und kurzfristig korrigiert werden kann. Die phasische Form kann in den tonischen T.s. übergehen, beide Formen können auch nebeneinander bestehen. Nicht selten überlagert sich auch eine rhythmische Komponente, die klinisch nicht sicher von einem Kopfhaltetremor abzugrenzen ist und als dystoner Tremor bezeichnet wird. Unter den 100 von uns untersuchten Patienten zeigten nur 8 einen rein phasischen, 35 einen rein tonischen, 17 einen tonischen und phasischen T.s.. Die übrigen boten eine Kombination von tonischem T.s. und überlagertem dystonen Tremor bzw. einen tonischen und phasischen T.s. mit Tremor [4].

Die überwiegende Zahl der Patienten findet eigenständig Methoden heraus, um das Ausmaß des Tortikollis zu lindern. Besonders erfolgreich ist die „geste antagoniste“: schon das Hinführen der Hand zu der Wange, die der Richtung des T.s. abgewandt ist, und noch stärker das leichte Berühren der Wange oder des Kinns ermöglicht eine wesentlich leichtere willkürliche Korrektur der Fehlstellung. Dagegen bewirkt die Berührung durch eine fremde Hand oder eine mechanische Stimulation diesen Effekt nicht. Es liegt der „geste antagoniste“ wahrscheinlich eine zentrale Korrektur der asymmetrischen Innervation zugrunde. Dafür spricht auch der positive Effekt einer symmetrischen Innervation durch angestrengtes Vorhalten beider Arme, eventuell noch zusätzlich beschwert durch ein Gewicht in den Händen. Die Korrektur der Asymmetrie verfolgt auch die krankengymnastische Therapie nach Brunkow mit symmetrischen Übungen. Entsprechende antagonistische Manöver gelingen mit einer Berührung des Kinns beim Retrokollis und des Nackens und Hinterkopfs beim Anterokollis. Eine Abstützung des Kinns auf die Hand oder das Anlegen der Hand an den Hinterkopf kann aber auch für verschiedene Formen des T.s. erleichternd sein. Einzelne Patienten verschränken die Arme fest vor der Brust oder lehnen den Kopf gegen eine Stütze (Tabelle 1). Durch eine derartige „geste antagoniste“ kann auch der dystone Tremor unterbro-

**Tabelle 1.** Beeinflußbarkeit des Torticollis spasmodicus

| |
|---|
| „Geste antagoniste“ (kontralaterale Wange) |
| Vorhalten des kontralateralen Armes |
| Vorhalten beider Arme (mit Gewicht) |
| Verschränken beider Arme hinter dem Kopf |
| Verschränken beider Arme vor der Brust |
| Abstützen des Kinns |
| Gegendruck am ipsilateralen Kinn |
| Anlehnen des Hinterkopfes |

chen werden, was bei einem essentiellen Kopfhaltetremor in der Regel nicht gelingt.

Eine *Graduierung* des Ausmaßes bzw. Schweregrades des Torticollis spasmodicus kann anhand der Stärke der Abweichung des Kopfes von der Normalposition und anhand der Schmerzen in der Nacken/Schulterregion erfolgen [19]:

| | |
|---|---|
| leichter Grad – | Drehung oder Neigung des Kopfes weniger als 15° und/oder leichter Retro-/Anterokollis und/oder leichte Schulteranhebung; |
| mittelschwerer Grad – | Drehung oder Neigung des Kopfes zwischen 15 und 30° und/oder mittlerer Retro-/Anterokollis und/oder mittlere Anhebung der Schulter und/oder leichter Schmerz; |
| schwerer Grad – | Drehung oder Neigung des Kopfes über 30° und/oder schwerer Retro-/Anterokollis und/oder schwere Schulterhebung und/oder schweres Schmerzsyndrom. |

In Abhängigkeit von der Dauer und dem Schweregrad des T.s. findet sich eine Hypertrophie des kontralateralen und eine Atrophie des ipsilateralen M. sternocleidomastoideus, ebenso wie eine tastbare Hypertrophie des ipsilateralen M. splenius.

Der *idiopathische* Torticollis spasmodicus entspricht einer fokalen Dystonie, die wie beim Blepharospasmus, Schreibkrampf oder bei der spasmodischen Dysphonie nur eine funktionelle Muskelgruppe oder Region betrifft. In der Regel ist der T.s. langsam progredient. Eine Ausdehnung auf andere Regionen entsprechend einer segmentalen oder generalisierten Dystonie lassen an eine Torsionsdystonie (idiopathisch, hereditär) denken, die allerdings meist im früheren Lebensalter einsetzt. In etwa 1/3 der fokalen Dystonien kann gleichzeitig ein Tremor der Extremitäten beobachtet werden. Das Hinzutreten anderer neurologischer Symptome, wie spastische Zeichen oder Koordinationsstörungen, weisen eher auf einen *symptomatischen* Torticollis spasmodicus im Rahmen einer frühkindlichen Hirnschädigung, einer Wilson-Erkrankung, degenerativer oder postenzephalitischer Störungen oder neuroleptischer Syndrome hin. Wie die anderen fokalen Dystonien manifestiert sich auch der idiopathische T.s. meist im Erwachsenenalter mit einem mittleren Erkrankungsalter bei 45 Jahren [5]. Die Häufigkeit liegt bei etwa 1:100000 [16]. Frauen sind 2- bis 4mal so häufig wie Männer betroffen. Neuere Untersuchungen schließen nicht aus, daß ein oder mehrere autosomal dominante Gene mit verminderter Penetranz für die meisten fokalen Dystonien verantwortlich sind [21]. Neuropathologische Untersuchungen haben kein einheitliches Schädigungsmuster erkennen lassen, selbst wenn eine Läsion des Putamen immer wieder postuliert wird [8, 12]. Das entspricht auch den experimentellen Ergebnissen von Hassler u. Dieckmann [7].

Die *klinische Differentialdiagnose* muß zum einen den symptomatischen T.s. einbeziehen. Außerdem gilt die Abgrenzung zum kompensatorischen Schiefhals bei Trochlearisparese, kongenitalem Nystagmus und Kopftremor. In diesen Fällen dient die Schiefhaltung des Kopfes dazu, das Ausmaß der Doppelbilder und die

Amplituden des Nystagmus bzw. Tremors zu verringern. Zumeist wird die Fehlhaltung des Kopfes vom Patienten selbst nicht bemerkt, da sie ihm im Gegensatz zum Tortikollis Entlastung bringt. Veränderungen an der Halswirbelsäule führen nicht selten zu Fehlhaltungen des Kopfes, denen aber die Dynamik des T.s. fehlt. Das Caput obstipum wird in der Regel durch eine fibrotische Verkürzung des M. sternocleidomastoideus meist als Folge einer perinatalen Schädigung mit Einblutung in den Muskel hervorgerufen und besteht bereits zum Zeitpunkt der Geburt oder in frühester Kindheit. Akute entzündliche und tumoröse Erkrankungen des Nacken-Hals-Schlund-Bereiches können ebenfalls eine Schiefhaltung des Kopfes bedingen, werden aber oft durch das plötzliche Einsetzen und die Begleitsymptomatik erkannt. Größere Schwierigkeiten bereiten dagegen langsam progrediente Prozesse in der hinteren Schädelgrube, wie ein Ependymom im 4. Ventrikel, und Tumoren oder Syringomyelie des cervicalen Rückenmarks, die zu einer wechselnd ausgeprägten Fehlhaltung des Kopfes führen können.

Uneinheitlich ist die Auffassung über den rein *psychogenen Tortikollis*. Marsden et al. [11] lehnen eine Psychogenese als wesentlichen Faktor ab. Duane [5] schließt die Möglichkeit nicht aus, daß eine fokale Dystonie ein Äquivalent einer Depression ist. Ebenso finden Rosenbaum et al. [17] gehäuft depressive Züge bei Tortikollispatienten und einen positiven Effekt von Antidepressiva auf den Tortikollis. Da die Antidepressiva aber auch eine anticholinerge Wirkung haben, besitzt diese Beobachtung letztlich keine differenzierende Aussagekraft. Gegen die Interpretation und Ergebnisse der psychoanalytischen Behandlung [14] sind zahlreiche methodische und psychoanalytisch-theoretische Einwände erhoben worden [13]. Letztlich erscheint es nicht ausgeschlossen, daß eine organisch bedingte Asymmetrie in der zentralen motorischen Kontrolle durch akute Konfliktsituationen mit starker Anspannung der Muskulatur zu einer Fehlinnervation und Fehlhaltung von Kopf und Rumpf führt [2], die beim Abklingen der widerstreitenden Anspannung auch entsprechend zurückgehen kann. Damit könnten sowohl die Erfolge der Psychotherapie und der Behandlung mit Antidepressiva und Myotonolytika wie auch die spontan einsetzenden Remissionen in der Größenordnung von 20% [9] erklärt werden.

Der *Krankheitsverlauf* des Torticollis spasmodicus ist keineswegs einheitlich. Zumeist geht eine Spannung im Nacken, die als HWS-Syndrom imponiert, voraus. Vereinzelt kann sich dann innerhalb von wenigen Wochen eine ausgeprägte Kopffehlhaltung entwickeln. Häufiger kommt es aber anfänglich nur zu gelegentlichen unwillkürlichen Bewegungen und leichten Fehlhaltungen, die vielfach abhängig von Anspannung und körperlicher Belastung sind. Daraus bildet sich dann über Monate das Vollbild eines T.s. Anamnestisch wird in etwa 10% der Patienten [2, 19] ein Tage oder Wochen vorausgehendes Trauma im Nackenbereich angeschuldigt. Unter den eigenen Beobachtungen an 100 Patienten befinden sich 2 Patienten mit einem unmittelbar zeitlich zuordbaren HWS-Trauma, davon ein Patient, der im Alter von 35 Jahren im Flugzeug bei einem Fehlstart mit starkem Bremsvorgang noch auf dem Rollfeld ein Schleudertrauma erlitt und am nächsten Morgen ein krampfhaftes Ziehen des Kopfes nach vorne verspürte. In der Folgezeit entwickelte sich das Vollbild eines Tortikollis mit einer Komponente eines

Anterokollis, der durch Botulinumtoxininjektionen deutlich korrigiert werden konnte.

Die einmal eingenommene Richtung der Kopfbewegung bleibt meist erhalten. Häufig wechselnde Auslenkungen sind verdächtigt auf psychogene Mechanismen. Zu allen Zeiten können Remissionen für Wochen oder Monate und Jahre einsetzen [2].

Die *neurophysiologische Diagnostik* stützt sich v.a. auf die elektromyographische Untersuchung der für die Kopfbewegung und -haltung wichtigsten Muskeln. Zu diesen zählen v.a. die Mm. sternocleidomastoidei, splenii und trapezii auf beiden Seiten, in besonderen Fällen auch der M. levator scapulae. Von großer Bedeutung ist die polygraphische Aufzeichnung der Aktivität des einzelnen Muskels, der synergistischen Aktivierung verschiedener Muskeln und des reziproken Aktivierungsmusters in antagonistischen Muskeln. Dazu wird mit Oberflächenelektroden und vom M. splenius mit Nadelelektroden die Summenaktivität der Muskeln abgeleitet.

Im einzelnen Muskel kann sich phasische (Abb. 1a), rhythmische (Abb. 1b) oder tonische (Abb. 1c), ebenso aber auch gemischte Aktivität zeigen, die der Klinik eines phasischen, rhythmischen oder tonischen T.s. entspricht. Die rhythmische Komponente kann in kurzen Serien auftreten, aber auch anhaltend im Sinne eines Tremors die tonische Komponente überlagern oder auch isoliert bestehen.

Die *polygraphische Ableitung* zeigt die Beteiligung und den Beitrag der verschiedenen Muskeln an der abnormen Bewegung. Dabei läßt sich vereinzelt beobachten, daß sich ein tonisches Muster in dem einen mit einer phasischen Aktivität

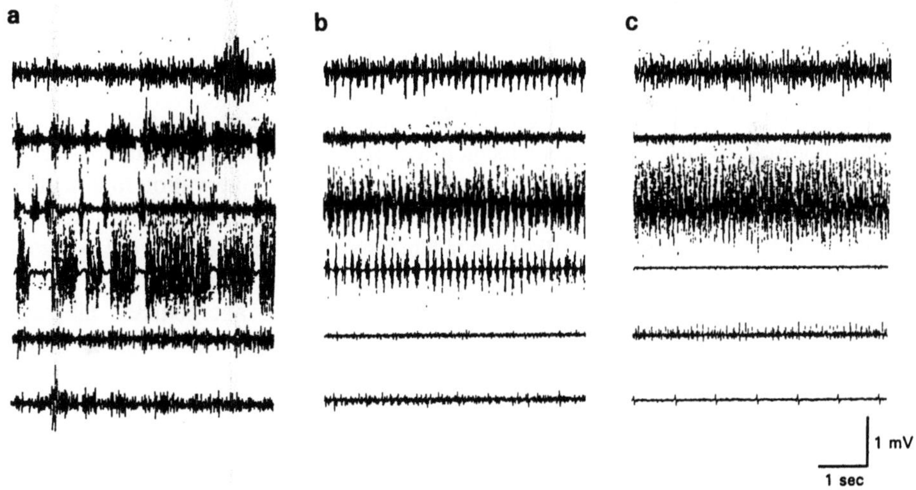


**Abb. 1 a–c.** Polygraphische EMG-Ableitung der für den T.s. wichtigsten Muskeln, *von oben nach unten:* M. sternocleidomastoideus rechts und links (Oberflächenelektroden), M. splenius rechts und links (Nadelelektroden), M. trapezius rechts und links (Oberflächenelektroden), **a** phasische Aktivität bei einem Laterokollis nach links (43jährige Patientin, T.s. seit 9 Jahren), **b** rhythmische Aktivität bei einem Tortikollis nach rechts (56jährige Patientin, T.s. seit 7 Jahren), **c** tonische Aktivität bei einem Laterokollis nach rechts (56jähriger Patient, T.s. seit 15 Jahren)

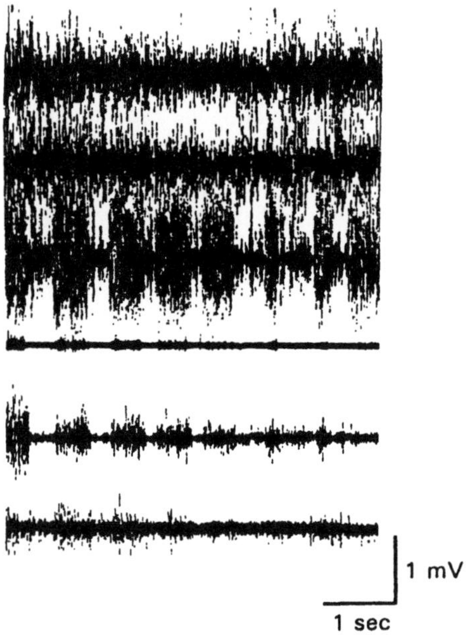


**Abb. 2.** Polygraphische EMG-Ableitung entsprechend der Standardableitung wie Abb. 1. Tonisches und phasisches Muster kombiniert (30jähriger Patient, seit 2 Jahren Laterokollis nach rechts mit anterokollischer Komponente): – tonisches Muster im M. sternocleidomastoideus rechts und links, – phasisches Muster im M. splenius rechts und (wenig) im M. trapezius rechts

in einem anderen Muskel kombiniert (Abb. 2). Wie bei anderen fokalen Dystonien zeigt sich als wesentlicher Befund eine gleichzeitige Aktivierung von antagonistischen Muskeln (Kokontraktion). Auffällig ist aber, daß vereinzelt beim Tortikollis im antagonistischen Muskel die Aktivität und Aktivierbarkeit deutlich vermindert ist [22]. Es ist noch unklar, welche Bedeutung diese Minderaktivität für die Entstehung des T.s. besitzt.

Besonders wichtig erscheint die Untersuchung der *reziproken Inhibition*, die physiologischerweise in antagonistischen Muskeln während willkürlicher Bewegungen zu beobachten ist. Beim T.s. kann diese reziproke Innervation in einzelnen oder allen Muskeln deutlich vermindert oder gänzlich aufgehoben sein (Abb. 3), gelegentlich wird sogar bei willkürlicher Korrektur der Fehlstellung die Aktivität im schon spontan überaktiven Muskel zusätzlich gesteigert (Abb. 4).

Der klinisch häufig eindrucksvolle Effekt der „geste antagoniste" läßt sich deutlicher noch in der Polygraphie darstellen und beruht in der Regel auf einer Verminderung der Aktivität in allen hyperaktiv-dystonen Muskeln (Abb. 5a). Die geste antagoniste kann aber auch unvollständig sein, indem sie nur einige Muskeln betrifft oder nur kurzfristig wirkt (Abb. 5b). Andererseits kann durch die Willküraktivität nicht dystoner Muskeln bei der geste antagoniste aber auch die Aktivität der dystonen Muskeln erhöht werden (Abb. 5c), wodurch die Korrektur der Kopfhaltung verhindert wird.

Die polygraphische Identifizierung der am meisten beteiligten Muskeln dient nicht nur dem Verständnis der verschiedenen Formen und Ausprägungen des T.s., sondern auch der Auswahl der dominierenden Muskeln, deren Aktivität mit Botulinumtoxin blockiert werden kann.

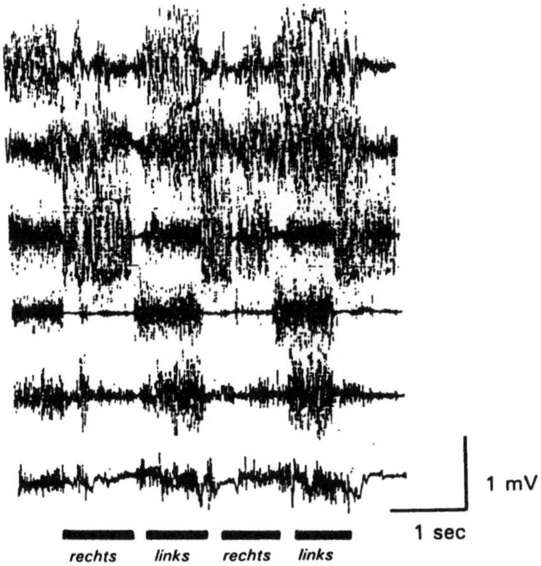


**Abb. 3.** Polygraphische EMG-Ableitung entsprechend der Standardableitung wie Abb. 1 (51jähriger Patient, seit 5 Jahren Tortikollis nach links): Bei alternierenden Kopfbewegungen in allen Muskeln mangelnde reziproke Hemmung und Kokontraktionen

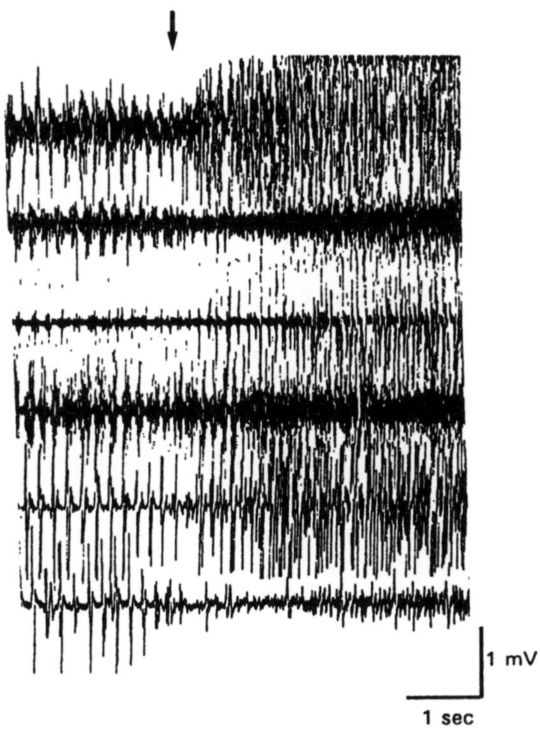


**Abb. 4.** Polygraphische EMG-Ableitung entsprechend der Standardableitung wie Abb. 1 (18jährige Patientin, seit 8 Jahren Tortikollis nach links): Bei dem Versuch der willkürlichen Drehung des Kopfes nach rechts (*(Pfeil)* kommt es zu einer tonischen Mehraktivität in dem schon primär hyperaktiven M. sternocleidomastoideus rechts, dem M. splenius links und zu einer phasischen Mehraktivität im M. trapezius rechts. Klinisch ist nur eine unvollständige Korrektur der Fehlstellung möglich

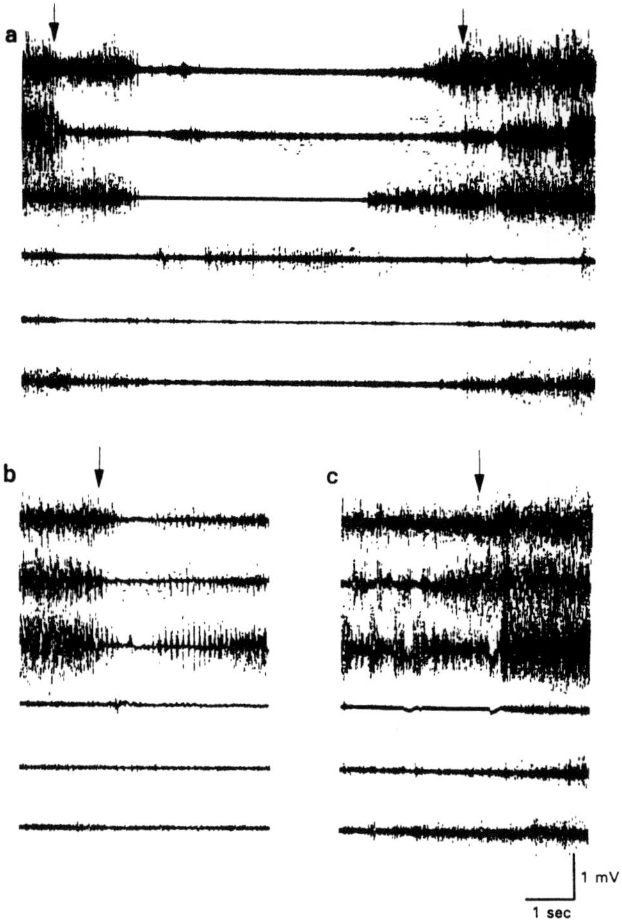


**Abb. 5 a–c.** Polygraphische EMG-Ableitung entsprechend der Standardableitung wie Abb. 1 bei Durchführung der „geste antagoniste“: **a** Komplette Hemmung der Hyperaktivität (Beginn und Ende mit *Pfeil* markiert). 45jährige Patientin mit Laterokollis nach rechts und anterokollischer Komponente seit 9 Jahren. **b** Inkomplette Hemmung der Hyperaktivität (Beginn mit *Pfeil* markiert). 45jähriger Patient mit Laterokollis nach rechts und anterokollischer Komponente seit 2 Jahren. **c** Aktivierung der Hyperaktivität (Beginn mit *Pfeil* markiert). 25jähriger Patient mit Laterokollis nach rechts und anterokollischer Komponente seit 5 Jahren

Das *Nadelelektromyogramm* liefert den Nachweis von Denervierungspotentialen oder von Zeichen eines chronischen Umbaus. Derartige Veränderungen sind in ihrer Bedeutung für die Pathogenese des T.s. bislang unsicher, werden aber als Argument dafür herangezogen, daß eine chronische Schädigung der oberen cervicalen Wurzeln und des N. accessorius an der Entstehung des T.s. beteiligt sein kann [6].

Weitere neurophysiologische Methoden haben bislang weder für die klinische Beurteilung noch für die pathophysiologische Klärung des T.s. wesentlich beigetragen. Sie stützen zwar eindeutig die Arbeitshypothese einer zentralen Dysfunktion mit mangelnder Inhibition auf der Ebene verschiedener Reflexwege, doch kann bisher keine lokalisatorisch und pathophysiologisch eindeutige Zuordnung geleistet werden [15, 18]. Inwieweit elektronystagmographische Befunde mit Richtungsüberwiegen des vestibulären Nystagmus einzelne Patienten aus der übrigen Gruppe heraustrennen [1], muß zunächst offen bleiben. Die evozierten Potentiale zeigten bislang keine einheitlichen Ergebnisse. Die Analyse der Long-latency-Reflexe zeigte bei vielen Patienten eine Enthemmung der frühen Komponente (LLRI), ohne daß aber eine eindeutige Seitenbevorzugung festzustellen war, die mit der Richtung des Tortikollis übereingestimmt hätte.

Insgesamt läßt sich der T.s. in seinen verschiedenen Ausprägungen klinisch gut beschreiben, wenn entsprechend der Richtungsabweichung von einem Tortikollis im eigentlichen Sinne, von einem Laterokollis und Retro- oder Anterokollis bzw. von Mischformen ausgegangen wird. Die beteiligten Muskeln sind klinisch zu vermuten, werden aber in der polygraphischen Ableitung wesentlich sicherer und auch semiquantitativ erfaßt. Darüber hinaus kann das Zusammenspiel und das Aktivierungsmuster der einzelnen Muskeln genau aufgezeigt werden. Die polymyographische Analyse gibt wenig Einblick in den Pathomechanismus der fokalen Dystonie, trägt aber entscheidend dazu bei, die dominierenden Muskeln für die Botulinumtoxinbehandlung festzulegen. Die Ausweitung der neurophysiologischen Methodik und die Korrelation mit bildgebenden Verfahren, Stoffwechseluntersuchungen in der Positronenemissionstomographie und Heranziehung der Ergebnisse experimenteller Untersuchungen der Motorik lassen in Zukunft ein besseres Verständnis der pathophysiologischen Grundlagen des Torticollis spasmodicus erwarten.

## Literatur


1. Bronstein AM Rudge P, Beechey AH (1987) Spasmodic torticollis following unilateral VIII nerve lesions: neck EMG modulation in response to vestibular stimuli. J Neurol Neurosurg Psychiatry 50:580–586
2. Bräutigam WV (1954) Grundlagen und Erscheinungsweisen des Torticollis spasticus, Verlaufsuntersuchung bei 25 Kranken. Nervenarzt 25:451–462
3. Deuschl G (1989) Der idiopathische Torticollis spasmodicus; eine fokale Dystonie. Nervenarzt 60:377–385
4. Deuschl G, Heinen F, Kleedorfer B, Wagner M, Lücking CH, Poewe W (1991) Clinical and polymyographic investigation of spasmodic torticollis. J Neurol 239:9–15
5. Duane DD (1988) Spasmodic torticollis. In: Jankovic I, Tolosa E (eds) Advances in neurology. Raven, New York, pp 49–135, 150
6. Hagenah R, Freckmann N, Müller D (1980) EMG-Befunde als Kriterien für die Aetiologie und Therapie des Torticollis spasmodicus. Z EEG-EMG 11:225–226
7. Hassler R, Dieckmann G (1970) Die stereotaktische Behandlung des Torticollis aufgrund tierexperimenteller Erfahrung über die richtungsbestimmten Bewegungen. Nervenarzt 41:473–487

8. Hedreen JC, Zweig RM, DeLong MR, Whitehouse PD, Price DL (1988) Primary dystonias: A review of the pathology and suggestions for new directions of study. In: Fahn S, Marsden CD, Calne DB (eds) Advances in neurology 50, Dystonia 2. Raven, New York, pp 123–132
9. Jahanshahi M, Marion MH, Marsden CD (1990) Natural history of adult onset idiopathic torticollis. Arch Neurol 47:546–552
10. Lücking CH (1980) Phasische und tonische Bewegungsstörungen des Torticollis und der Torsionsdystonie. In: Mertens HG, Przuntek H (Hrsg) Pathologische Erregbarkeit des Nervensystems und ihre Behandlung. Springer, Berlin Heidelberg New York, S 144–155
11. Marsden CD (1976) The problem of adult-onset idiopathic torsion dystonia and other isolated dyskinesias in adult life (including blepharospasm, oromandibular dystonia, dystonic writer's cramp and torticollis , or axial dystonia). Adv Neurol 14:259–276
12. Marsden CD, Obeso JA, Zarranz JJ, Lang AE (1985) The anatomical basis of symptomatic hemidystonia. Brain 108:463–483
13. Marten RF, Thomä H (1988) Zur Entstehung und Verlauf des Torticollis spasticus. Fundam Psychiatr 4:283–291
14. Mitscherlich M (1971) Zur Psychoanalyse der Torticollis spasticus. Nervenarzt 8:420–426
15. Nakashima K, Rothwell JC, Thompson PD, Day BL, Beradelli A, Agostino R, Artieda J, Papas SM, Obeso JA, Marsden CD (1990) The blink reflex in patients with idiopathic torsion dystonia. Arch Neurol 47:413–416
16. Nutt JG, Muenter MD, Aronson A et al (1988) Epidemiology of focal and generalized dystonia in Rochester Minnesota. Mov Disord 3:188–194
17. Rosenbaum AH, Maruta T, Duane DD, Auger RG, Martin DK, Brenengen EE (1980) Tardive dyskinesia in depressed patients: successful therapy with antidepressants and lithium. Psychosomatics 21:715–719
18. Tolosa E, Montserrat L, Bayes A (1988) Blink reflex studies in focal dystonias: enhanced excitability of brainstem interneurons in cranial dystonia and spasmodic torticollis. Mov Disord 3:61–69
19. Truong DD, Dubinsky R, Hermanowicz M, Olson WL, Silvermann B, Koller WC (1991) Posttraumatic torticollis. Arch Neurol 48:221–223
20. Tsui JKC, Calne DB (1988) Botulinum toxin in cervical dystonia. In: Jancovic J, Tolosa E (eds) Advances in neurology 49. Raven, New York, pp 473–478
21. Waddy HM, Fletcher NA, Harding AE, Marsden CD (1991) A genetic study of idiopathic focal dystonias. Ann Neurol 29:320–324
22. Ward CD, Critchley P (1990) Patterns of movement in spasmodic torticollis. J Neurol Neurosurg Psychiatry 53:816–817

# Gezielte Kopfbewegungen und Wahrnehmung der Kopfposition bei Patienten mit Torticollis spasmodicus

W. Becker, I. Flüs und R. Jürgens

## Einleitung

Beim Krankheitsbild des Torticollis spasmodicus stehen für Patient und Arzt die tonische Abweichung des Kopfes aus seiner natürlichen Ruhestellung und die Störung der ruhigen Kopfhaltung durch einschießende Bewegungsimpulse im Vordergrund. Dabei darf aber nicht übersehen werden, daß innerhalb des dem Patienten verbliebenen Motilitätsbereiches auch der natürliche Ablauf der Kopf*bewegung* gestört ist: Willkürliche Kopfdrehungen, die der Patient auf Aufforderung oder um ein peripheres Blickziel zu erfassen macht, sind meist verlangsamt und oft von pulsförmigen oder oszillierenden Störungen überlagert. Bei der symptomatischen Behandlung des Tortikollis durch Botulinuminjektion (s. Beitrag Beneke) oder selektive Denervation (s. Beitrag Richter) wird versucht, die statische Muskelbalance durch Schwächung bzw. Ausschaltung der erkrankten Muskulatur wieder herzustellen. Dies wirft die Frage auf, ob dadurch nicht die dynamischen Eigenschaften des Kopfbewegungssystems weiter verschlechtert werden. Es wäre beispielsweise denkbar, daß durch die Schwächung der Muskulatur in Zugrichtung des Tortikollis die Möglichkeit, eine Exzeßkraft für die Beschleunigung in diese Richtung zu entwickeln, verringert wird. Wir haben deshalb in unserem Labor damit begonnen, die Kopfmotorik von Tortikollispatienten vor und nach selektiver Denervation zu untersuchen.

Rasche Kopfbewegungen sind i.allg. kein Selbstzweck, sondern unterstützen die Blickmotorik beim Erfassen peripherer Blickziele. Um möglichst natürliche Bewegungsabläufe zu untersuchen, haben wir deshalb Kopfbewegungen registriert, die über den Mechanismus der natürlichen Auge-Kopf-Koordination (Übersicht hierzu in Bizzi [1]) ausgelöst wurden. Funktionell sind verlangsamte Kopfbewegungen so lange weitgehend bedeutungslos, als sie zu keiner Verzögerung bei der Erfassung peripherer Blickziele führen; wir haben deshalb auch die Blickmotorik in unsere Untersuchung einbezogen. Veränderungen der Blickmotorik können jedoch nicht nur aus Störungen der Kopfbewegung resultieren, sondern auch durch Störungen der sakkadischen Augenbewegungen bedingt sein. Nachdem als zentrale Ursache des Tortikollis vor allem eine Beteiligung der Basalganglien diskutiert wird (s. Beitrag Lücking), die für bestimmte Formen sakkadischer Augenbewegungen eine wichtige Rolle spielen [2], kann a priori nicht ausgeschlossen werden, daß der Torticollis spasmodicus auch von Störungen des sakkadischen Systems begleitet wird. Deshalb wurden auch sakkadische Augenbewegungen ohne begleitende Kopfbewegung untersucht.

Weitgehend unbekannt ist noch die Psychophysik der Kopfpositionswahrnehmung bei Tortikollis. Wir haben uns in der vorliegenden Arbeit daher auch dafür interessiert, ob und wie weit die subjektive Wahrnehmung der eigenen Kopfposition bei Tortikollispatienten von der normaler Probanden abweicht und ob sich dabei vor und nach der operativen Behandlung Unterschiede ergeben.

Die im folgenden dargestellten Ergebnisse konzentrieren sich vor allem auf die präoperativen Messungen der Kopfmotorik und der Psychophysik; postoperative Messungen liegen derzeit noch nicht in ausreichendem Maße vor, und die eingehendere Betrachtung auch der blickmotorischen Daten würde den Rahmen der vorliegenden Darstellung sprengen.

## Methoden

### Kopfwendungen

Der Patient sitzt im Zentrum eines Rundhorizontes von 1,80 m Radius (Abb. 1), auf dem im Abstand von 5° bzw. 10° Leuchtdioden montiert sind, von denen zu jedem Zeitpunkt immer nur eine als Zielpunkt leuchtet. In unregelmäßigen Abständen (2–10 s) wird der Zielpunkt auf eine neue, zufällig gewählte Position umgeschaltet, so daß für den Patienten der Eindruck eines unregelmäßigen Hin- und Herspringens entsteht. In 3 aufeinanderfolgenden Versuchsabschnitten erhält der Patient die folgenden Aufgaben:

*1. Natürliche Auge-Kopf-Koordination.* Der Zielpunkt ändert seine Lage in einem Bereich von ± 60° beidseits der Primärposition. Der Patient soll ihn so schnell und so genau wie möglich mit seinen Augen verfolgen und ihn zwischen den Sprüngen genau fixieren; ihm ist dabei freigestellt, seinen Kopf mitzubewegen (mit Unterstützung durch „geste antagoniste", falls erforderlich; vgl. Beitrag Lücking).

*2. Reine Augensakkaden.* Der Zielpunkt springt in einen Bereich von ± 30° beidseits der Primärposition. Der Patient hat die Aufgabe, den Punkt so schnell wie möglich nur mit den Augen zu verfolgen und dabei den Kopf nicht zu bewegen.

*3. Schnelle, gezielte Kopfbewegungen.* Der Zielpunkt springt in einem Bereich von ± 60° beidseits der Primärposition. Der Patient soll seinen Kopf so schnell und so genau wie möglich dem Zielpunkt nachführen („Nasenspitze auf das Ziel einstellen") und zwischen den Sprüngen den Kopf auf das Ziel gerichtet halten (Unterstützung durch „geste antagoniste", falls erforderlich).

In jedem Abschnitt werden 175 Sprünge dargeboten. Zur Registrierung der Kopfbewegung trägt der Patient einen Helm, der über eine flexible Welle mit einem Potentiometer verbunden ist. Die Augenbewegungen werden über das Elektrooku-

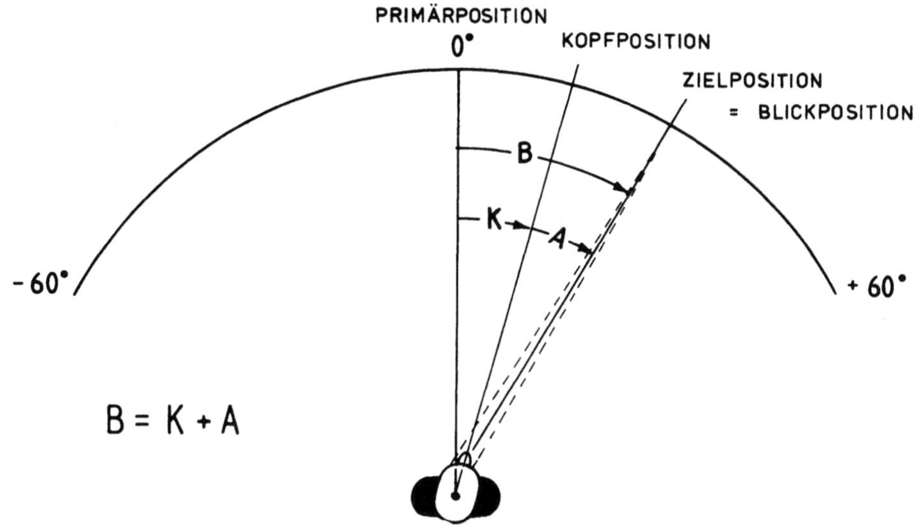


**Abb. 1.** Untersuchungsanordnung. Blick von oben auf Kopf und Rumpf *(schwarz)* des Patienten und den Rundhorizont. Die dorsoventrale Achse des Rumpfes ist auf den 0°-Punkt ausgerichtet, der damit der Primärposition des Kopfes entspricht. *A* Winkelposition des Auges („Zyklopenauge") relativ zum Kopf, *K* Kopfposition im Raum, *B* Blickposition im Raum. Bei genauer Fixation des Zieles sind Blick- und Zielposition identisch

logramm (EOG) registriert. Kopf- und Augenposition sowie Kopf- und Augengeschwindigkeit (erhalten durch elektronische Differentiation der Positionssignale) werden von einem Rechner abgetastet und auf Digitalband gespeichert. Zur Auswertung werden die Reaktionen auf einem Bildschirm dargestellt. Ein halbautomatisches Programm identifiziert Anfang und Ende sowie den Zeitpunkt der Maximalgeschwindigkeit jeder Kopf- und Augenbewegung; die vom Programm vorgeschlagenen Werte können vom Auswerter akzeptiert oder modifiziert werden und werden zur weiteren statistischen Bearbeitung in Tabellen übertragen.

## Psychophysische Messungen

Auf dem Rundhorizont werden die Position 0°, ± 10°, ± 20°, ... ± 50° mit gut sichtbaren Zahlenangaben markiert. Die Untersuchung besteht aus ebenfalls 3 Abschnitten:

*1. Schätzung passiv mit visueller Kontrolle.* Der Untersucher dreht den Kopf des Patienten mit beiden Händen in definierte Winkelstellungen (Ablesung am Potentiometer). Der Patient schätzt anhand der sichtbaren Gradangaben den eingestellten Kopfwinkel („wohin deutet die Nasenspitze?").

*2. Schätzung passiv ohne visuelle Kontrolle.* Wie in Abschnitt 1 bringt der Untersucher den Kopf des Patienten in verschieden definierte Winkelstellungen. Der

Patient trägt dabei eine geschwärzte Brille, die jede visuelle Afferenz ausschließt. Er schätzt seine Kopfstellung anhand der aus dem vorangegangenen Versuchsabschnitt bekannten Gradskala.

*3. Schätzung aktiv ohne visuelle Kontrolle.* Der Patient versucht, seinen Kopf aktiv in definierte Winkelstellungen zu bringen (ggf. mit Unterstützung durch „geste antagoniste"), die ihm vom Untersucher genannt werden; dabei ist eine visuelle Kontrolle weiterhin durch die geschwärzte Brille ausgeschlossen. Die vom Patienten erreichte Winkelstellung wird vom Potentiometer abgelesen.

In jedem der 3 Abschnitte wird die Abfolge der Winkel durch eine Zufallsliste bestimmt; dabei kommt im Verlauf eines Abschnittes jeder Winkelwert 5mal vor.

## Untersuchungsgut

Die vorliegenden Daten stammen von 10 Patienten mit vorwiegend horizontalem Tortikollis, die zur operativen Behandlung mittels selektiver Denervation in der Neurochirurgischen Abteilung der Universität Ulm am Bezirkskrankenhaus Günzburg (Prof. Richter) aufgenommen waren. Die Patienten waren ausdrücklich darüber informiert, daß die Untersuchung rein wissenschaftlichen Zwecken dient und nicht für Diagnose oder Therapie erforderlich ist. Die präoperativen Messungen fanden wenige Tage vor der Operation statt, die postoperativen anläßlich der Wiedervorstellung beim Neurochirurgen nach einer 6wöchigen krankengymnastischen Therapie (ca. 12 Wochen nach der Operation; vgl. Beitrag Richter). Tabelle 1 faßt

**Tabelle 1.** Patientendaten. Die Abkürzungen in den Spalten präoperative/postoperative Untersuchungen beziehen sich auf die verschiedenen Versuchsbedingungen: *A* reine Augensakkade, *B* natürliche Auge-Kopf-Koordination (Blicksakkade), *K* rasche gezielte Kopfbewegung, *P* Psychophysik

| Patient | Alter | Geschlecht | Tortikollis nach | Dauer der Erkrank. (Jahre) | Präoperative Untersuchung | Postoperative Untersuchung |
|---|---|---|---|---|---|---|
| 01/10 | 52 | w. | links | 4 | ABK P | ABK P |
| 02/12 | 22 | m. | rechts | 5 | ABK P | ABK P |
| 03/11 | 58 | w. | links | 10 | ABK P | ABK P |
| 04/00 | 52 | w. | links | 15 | ABK P | |
| 05/17 | 45 | w. | links | 3 | ABK P | ABK P |
| 06/14 | 54 | m. | links | 9 | (P) | (P) |
| 07/16 | 54 | m. | rechts | 4 | ABK P | ABK P |
| 08/20 | 51 | w. | links | 8 | ABK P | ABK P |
| 09/19 | 46 | m. | rechts | 5 | K P | P |
| 13/21 | 64 | w. | rechts | 2 | ABK P | ABK P |
| 18/00 | 39 | w. | rechts | 12 | ABK P | ABK P |

die wichtigsten Daten der Patienten zusammen; Patient 6/14 konnte wegen extremer Schiefstellung und stark reduziertem Bewegungsbereich des Kopfes nur eingeschränkt untersucht werden; eine weitere Patientin wurde wegen starker phasischer Mitbeteiligung der Schulter und des Armes überhaupt nicht untersucht.

Um „normale" Vergleichswerte zu erhalten, wurden die Messungen schließlich unter identischen Bedingungen auch an einer Gruppe von 5 (Kopfbewegungen) bzw. 8 (Psychophysik) gesunden Probanden (Studenten, 20–30 Jahre) durchgeführt.

## Ergebnisse

### Kopfbewegung – qualitative Übersicht

Abbildung 2A zeigt die typische Form der *natürlichen Auge-Kopf-Koordination* einer *Normalperson* bei einer Blickwendung von 60°. Etwa 200 ms nach dem Sprung des Zieles beginnt eine sakkadische Augenbewegung (Spur A) in Richtung der neuen Zielposition; unmittelbar danach setzt eine Kopfbewegung (Spur K) in gleicher Richtung, jedoch mit deutlich geringerer Beschleunigung ein. Die Bewegung der Sehachse im Raum (= Blickbewegung, Spur B) setzt sich damit aus der sakkadischen Bewegung des Auges im Kopf und der Kopfbewegung im Raum zusammen. Die Blickbewegung kommt in der Nähe der neuen Zielposition abrupt dadurch zum Stillstand, daß die sakkadische Augenbewegung in Zielrichtung beendet wird und sofort eine entgegengesetzt gerichtete kompensatorische Bewegung (vorwiegend vestibulären Ursprunges) einsetzt, die spiegelbildlich zu der noch im vollen Gange befindlichen Kopfbewegung verläuft; die Summe von Augenbewegung im Kopf und Kopfbewegung im Raum (Blickrichtung) bleibt von diesem Moment an daher konstant (mit Ausnahme einer kurzen Unterbrechung durch eine Korrektursakkade, die den nach der ersten Sakkade verbliebenen Fixationsfehler beseitigt). Insgesamt gleicht der resultierende Verlauf der Blickbewegung weitgehend dem einer bei stationärem Kopf ausgeführten sakkadischen Augenbewegungen und wird als Blicksakkade bezeichnet.

Die begleitende Kopfbewegung hat i. allg. annähernd gleich lange Be- und Entschleunigungsphasen und weist am Ende kein oder nur geringes Überschwingen auf; nach Ende der Bewegung wird der Kopf i. allg. solange ruhig in der neuen Position gehalten, bis das Ziel seine Lage wieder ändert. Qualitativ ähnelt dieses Bewegungsmuster des Kopfes dem sakkadischer Augenbewegungen (bei stationärem Kopf), wenn auch die vom Kopf erreichten Beschleunigungen wesentlich kleiner als die der Augen sind; wir sprechen deshalb auch von „Kopfsakkaden".

Im Vergleich zu Normalpersonen fallen die Blickwendungen von *Tortikollispatienten* durch eine allgemeine Verlangsamung (Abb. 2B) und oft auch eine veränderte Form der Kopfbewegungen (Abb. 2C) auf. Die Blickwendung selbst verläuft solange mit normaler Geschwindigkeit, wie sie noch ausreichend durch

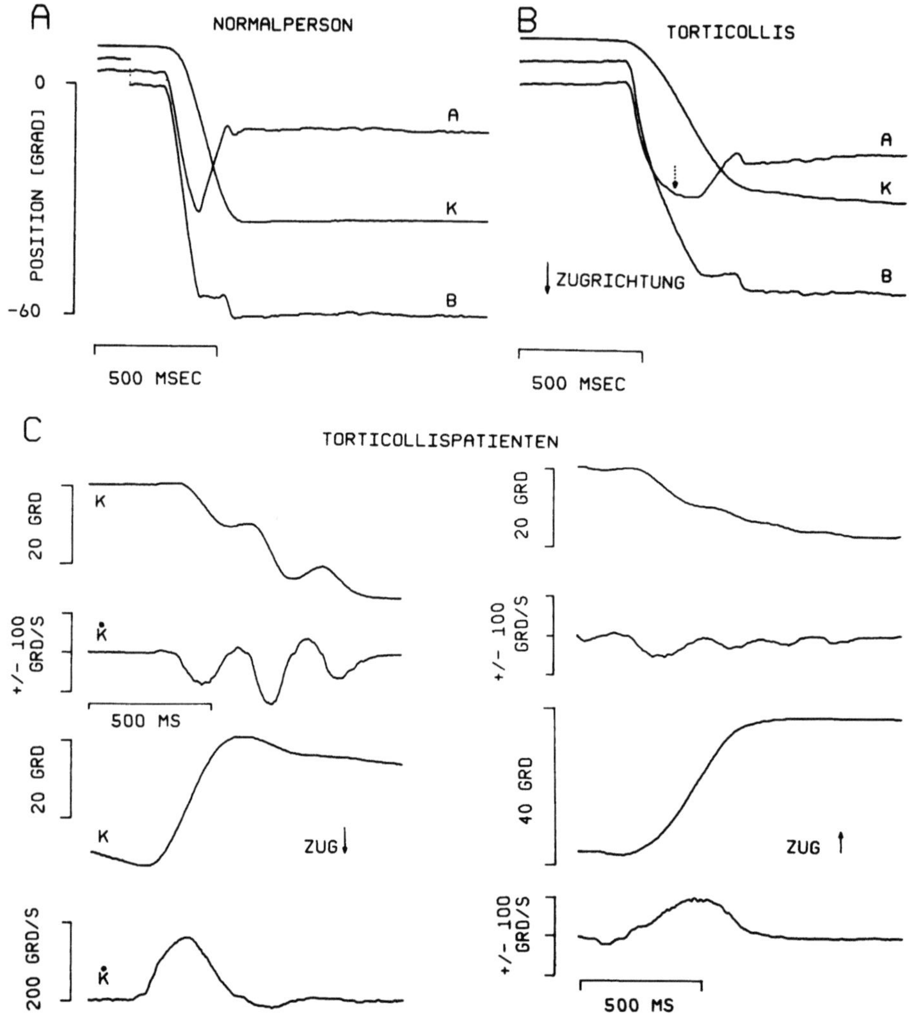


**Abb. 2 A–C.** Natürliche Auge-Kopf-Koordination bei einer Normalperson (**A**) und einem Patienten (**B**) sowie Beispiele gestörter Kopfbewegungen von Patienten (**C**). *A*, Å Augenposition und -geschwindigkeit im Kopf, *B*, *B̊* Blickposition und -geschwindigkeit, *K*, *K̊* Kopfposition und -geschwindigkeit. Die Blickspur in **A** wurde verschoben *(gestrichelter Sprung)* um Überschneidungen mit der Augenspur zu vermeiden. Der *gestrichelte Pfeil* in **B** deutet auf das Anhalten des Auges in der Nähe des Orbitarandes. Die *Kurven* in **C** *(links* und *rechts)* stammen von 2 verschiedenen Patienten

die Kopfbewegung unterstützt wird. Bei stark verlangsamten Kopfbewegungen und großer Blickamplitude (≥ 60°) ist diese Voraussetzung allerdings nicht gegeben. Wie Abb. 2B zeigt, wird die Blickwendung in solchen Fällen dadurch verlangsamt, daß das Auge noch während der Blickwendung am Rand seines Bewegungsbereiches in der Orbita „anstößt“ (Pfeil in Spur A) und dort annähernd bewegungslos verharrt, so daß danach nur noch die Kopfbewegung zur Bewegung der Sehachse im Raum beiträgt; daraus resultiert eine deutliche Verlängerung der für die Blickwendung benötigten Zeit.

Weitere pathologische Kopfbewegungsformen zeigt Abb. 1C:

- Sehr häufig behält der Kopf am Ende einer Blickreaktion seine neue Position nicht bei, sondern gleitet in Richtung des spastischen Zuges weg.
- Die Kopfposition wird durch ständig einschießende impulsförmige Bewegungen gestört.
- Die Kopfbewegung „zerfällt" in mehrere oft überschwingende Einzelschritte, die sich auch nach Ende der Blickbewegung über mehr als 1 s hinziehen können.
- Am Ende der Kopfsakkade kommt es zu einem Überschwingen, das sich als gedämpfte Schwingung auch über mehrere Perioden hinziehen kann, bevor der Kopf eine Ruhestellung erreicht oder nur noch eine Driftbewegung in Zugrichtung ausführt.

Trotz der oft noch lange anhaltenden Kopfrucke und -oszillationen finden sich nach Ende der Blickeinstellbewegung keine Störungen der ruhigen Fixation des Blickziels, ein Zeichen dafür, daß bei den Patienten das Zusammenwirken von vestibulooculärem Reflex und langsamer Folgebewegung für die Stabilisation von Blickzielen funktionell intakt ist.

Qualitativ ändert die Aufgabe, *schnelle gezielte Kopfbewegungen* zu machen (Versuchsabschnitt 3), weder bei Patienten noch bei Normalpersonen das Muster des Zusammenspiels zwischen Kopf- und Augenbewegung. Zwar werden die Reaktionszeiten kürzer, die Geschwindigkeiten der Kopfbewegung größer, und der Kopf wird etwas weiter in Richtung exzentrischer Zielpositionen gedreht; letztendlich ist es aber doch der Blick und nicht der Kopf, der genau auf das Ziel eingestellt wird, und dies deutlich vor dem Ende der Kopfbewegungen. Da andererseits die Aufgabe, möglichst rasche und genaue Kopfbewegungen auszuführen, in besonderem Maße die kopfmotorische Leistungsfähigkeit herausfordert und geeignet ist, deren Grenzen bei Patienten aufzuzeigen, wird sich die folgende quantitative Darstellung vorwiegend auf die Ergebnisse der Bedingung „rasche gezielte Kopfbewegungen" (Abschnitt 3) stützen.

## Kopfbewegung – quantitative Aspekte

*Schnelle, gezielte Kopfbewegungen* von *Normalpersonen* erreichen ca. 80% der von der Zielposition geforderten Exzentrizität; die restlichen 20% werden durch die Auslenkung der Augen in der Orbita überbrückt. Dies ergibt sich aus der Beziehung zwischen der Zielposition und der Kopfposition, die während der Fixation des Zieles unmittelbar vor der Auslösung des nächsten Zielsprunges gemessen wird (Abb. 3A, gestrichelt); da Normalpersonen zwischen den Zielsprüngen den Kopf nur wenig bewegen, entspricht dies annähernd auch der Position, die der Kopf als Ergebnis der Reaktion auf den vorangegangenen Zielsprung erreicht hat.

Übereinstimmend damit hat die Amplitude der Kopfbewegung, aufgetragen als Funktion der Zielsprung-Amplitude, eine Steigung von etwa 0,8 (Abb. 3B, gestrichelt). Im Fall der natürlichen Auge-Kopf-Koordination ist die Steigung etwas flacher (0,7), und das Auge muß am Ende der Reaktion daher ca. 30% des Zielwinkels überbrücken. Die Positionskurven (Abb. 3A) und die Amplitudenkurve (Abb. 3B) von Normalpersonen sind nullsymmetrisch, m.a.W., wenn das Blickziel in der Mitte ist, wird der Kopf im Mittel genau geradeaus gestellt.

*Tortikollispatienten* unterscheiden sich hinsichtlich Kopfposition und Bewegungsamplitude deutlich von Normalpersonen (Abb. 3A, B; durchgezogene Kurven): Wie zu erwarten, ist ihre Positionskurve in ipsiversiver Richtung verschoben, d.h., daß bei einer Position des Zieles in der Mitte der Kopf in Zugrichtung verdreht ist. (In Abb. 3, wie in allen folgenden Abbildungen, sind die Daten der Patienten auf die Zugrichtung des Tortikollis normiert, während die Daten der Normalpersonen entsprechend ihrer physikalischen Richtung aufgetragen wurden.) In kontraversiver Richtung bleibt der Kopf weit hinter dem Ziel zurück; statt dessen überbrückt das Auge den größten Teil der Zielexzentrität (z.B. Augenexzentrität 35° bei einer Zielposition von 60°). Überraschenderweise kommt es aber auch in ipsiversiver Richtung bei Zielexzentrizitäten von mehr als 30°–40° zu deutlich geringeren Kopfdrehungen als bei den Normalpersonen und damit trotz der Instruktion „Nasenspitze auf das Ziel“ zu einer erheblichen Dysmetrie. Diese spiegelt sich auch in der flacheren Steigung der Beziehung zwischen der Bewegungsamplitude des Kopfes und der Zielsprungamplitude (Abb. 3B, durchgezogen) wider. Die Amplitudencharakteristik ist bei Patienten außerdem leicht asymmetrisch: Ipsiversive Zielsprünge lösen kleinere Kopfbewegungen aus als kontraversive, vermutlich weil die Kopfposition schon vor dem Sprung in ipsiversiver Richtung verschoben ist (vgl. Abb. 3A).

Ein überraschend deutlicher Unterschied zwischen Normalpersonen und Patienten besteht bei der Reaktionszeit des Kopfes (Abb. 4). Während die Kopfbewegungen von Normalpersonen 220–250 ms nach dem Sprung des Zielpunktes beginnen, setzen sie bei Tortikollispatienten im Mittel erst nach 340–400 ms ein, wobei ipsiversive Reaktionen geringfügig früher als kontraversive beginnen. Zu einem kleineren Teil mögen technische Faktoren zur längeren Reaktionszeit von Tortikollispatienten beigetragen haben: wenn die Kopfposition des Patienten ständig durch einschießende Impulse gestört wird und die Kopfreaktion selbst aus einer Folge einzelner Rucke besteht, kann es vorkommen, daß der erste Ruck nicht als Teil der Reaktion erkannt wird. Außerdem tragen zu der besonders auffälligen Verlängerung der Reaktionszeit bei Zielsprüngen von 120° möglicherweise kognitive Faktoren bei; da bei dieser Amplitude der Zielpunkt das Gesichtsfeld verläßt, wirkt als Auslöser der Auge-Kopf-Reaktion nicht sein Auftauchen in der neuen Position, sondern sein Verschwinden aus der augenblicklichen Fixationsrichtung, eine Assoziation, die sich bei Patienten möglicherweise weniger leicht einstellt. Ungeachtet dieser Überlegungen ist jedoch ein wesentlicher Anteil der bei Patienten beobachteten Reaktionszeitverlängerung zentral bedingt.

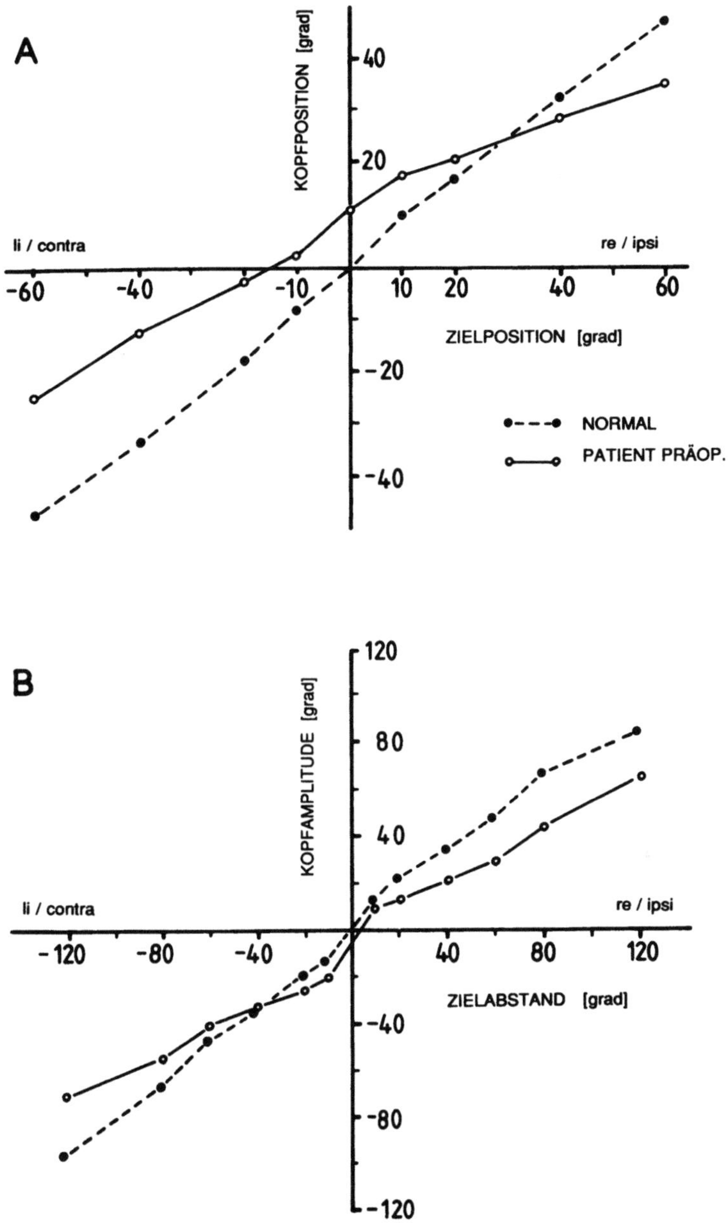


**Abb. 3 A, B.** Position des Kopfes unmittelbar vor Umschalten des Ziels als Funktion der Zielposition (A) und Amplitude der Kopfbewegung als Funktion der Zielamplitude (B). Mittelwerte von 5 Normalpersonen (gestrichelt) und 10 Patienten *(durchgezogen)*; Daten aus Versuchsabschnitt 3 (schnelle, gezielte Kopfbewegung)

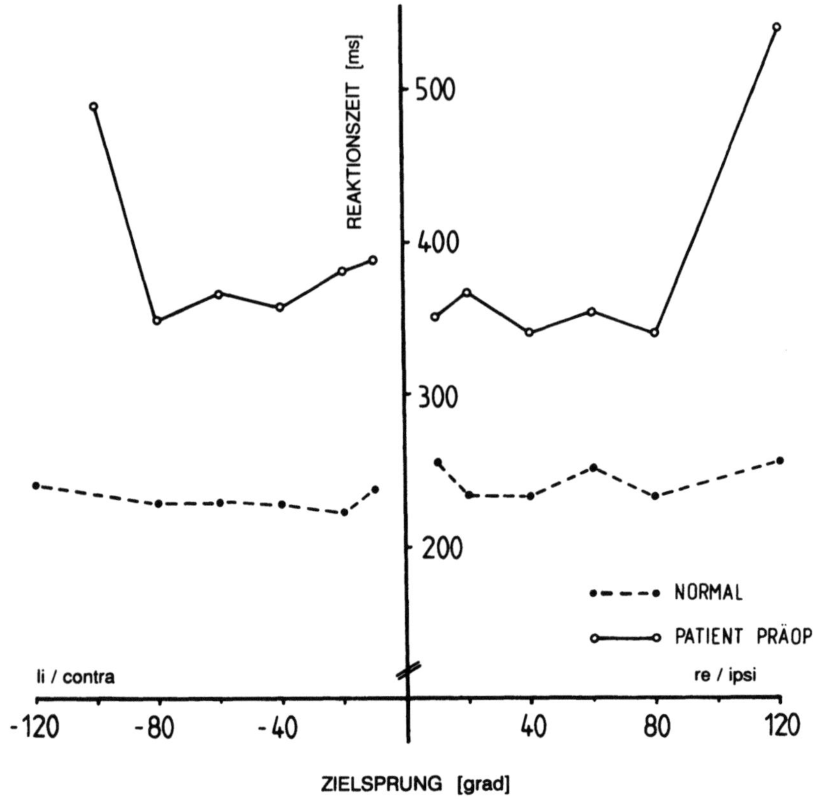


**Abb. 4.** Reaktionszeit des Kopfes als Funktion der Zielsprungamplitude bei der Aufgabe, schnelle, gezielte Kopfbewegungen zu machen. Darstellung wie Abb. 3

Abbildung 5 vergleicht die Maximalgeschwindigkeit schneller gezielter Kopfbewegungen als Funktion der Bewegungsamplitude bei Patienten und Normalpersonen. Patienten sind gegenüber Normalpersonen deutlich verlangsamt, sobald die Amplitude der Kopfbewegung mehr als ca. 20° beträgt; bei 60° Bewegungsamplitude waren die Patienten um etwa 35% langsamer als die Normalpersonen. Ähnliche Geschwindigkeitsunterschiede zwischen Patienten und Normalpersonen finden sich auch unter den Bedingungen der natürlichen Auge-Kopf-Koordination (Abschnitt 1), nur daß dabei die Kopfgeschwindigkeiten beider Gruppen insgesamt langsamer als bei schnellen gezielten Kopfbewegungen sind. Bemerkenswerterweise ist die Geschwindigkeitskurve der Patienten annähernd nullsymmetrisch, d.h. es gibt keine signifikanten Geschwindigkeitsunterschiede zwischen ipsiversiven und kontraversiven Bewegungen.

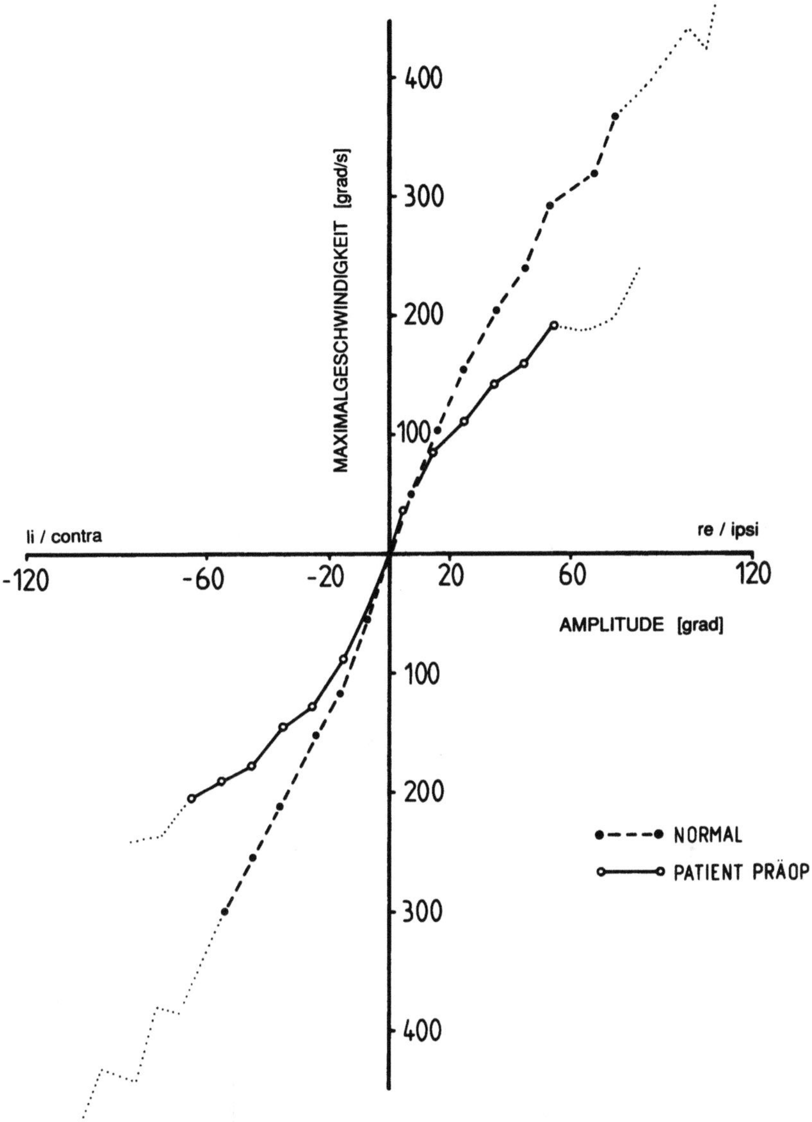


**Abb. 5.** Maximalgeschwindigkeit des Kopfes als Funktion seiner Bewegungsamplitude; schnelle gezielte Kopfbewegungen. Darstellung wie Abb. 3; die ***dünn punktierten Kurvenenden*** deuten an, daß nicht alle Normalpersonen bzw. Patienten zu diesen Bereichen beitragen

## Psychophysik

Die über alle *Normalpersonen* (n = 8) gemittelte Schätzung passiv eingestellter Kopfpositionen ist eine lineare Funktion des eingestellten Winkels; sowohl mit als auch ohne (Abb. 6) visuelle Kontrolle hat diese Funktion eine Steigung von 1,1, d.h. die Probanden überschätzen ihre Kopfposition um etwa 10%. Der Zusammenhang zwischen verbal vorgegebenem Winkel und aktiv eingestellter Kopfposition (Abschnitt 3; nicht dargestellt) ist ebenfalls linear und hat eine Steigung von ca. 0,9, d.h. die Probanden empfinden eine Kopfstellung, die objektiv 90% des geforderten Winkels entspricht, so, als sei der Kopf genau auf den geforderten Wert eingestellt; dies bedeutet wiederum eine Überschätzung der Kopfposition um

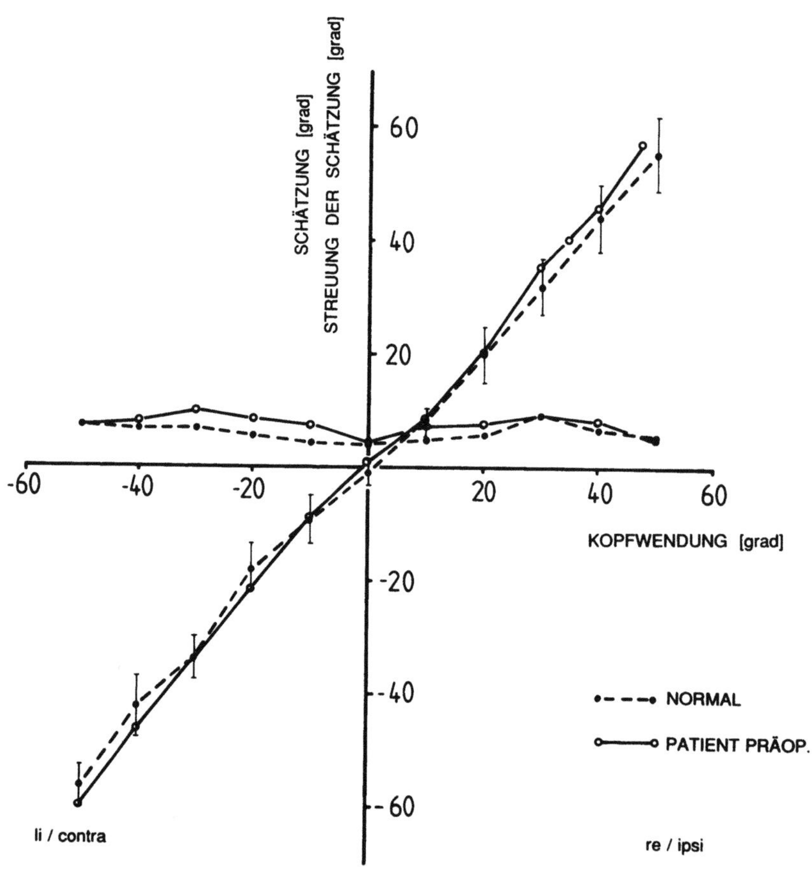


**Abb. 6.** Schätzung der passiv eingestellten Kopfposition bei ausgeschalteter visueller Afferenz als Funktion der eingestellten Kopfposition. Mittelwerte von 8 Normalpersonen *(gestrichelt*; die *Balken* zeigen ± 1 SD) und 10 Patienten (präoperativ, *durchgezogen*). Die beiden annähernd horizontalen Kurven zeigen den Mittelwert der individuellen Streuung bei wiederholter Schätzung der gleichen Kopfposition

10%. Dem entsprechend würde sich die Kurve der aktiven Schätzungen bei spiegelbildlicher Auftragung (vorgegebener Winkel auf der Ordinate, aktiv eingestellter Winkel auf der Abszisse) weitgehend mit den passiven Kurven decken.

Überraschenderweise unterscheiden sich die Schätzungen der *Patienten* in den 3 psychophysischen Untersuchungsabschnitten im Mittel nicht von denen der Normalpersonen; sie sind ebenfalls nullsymmetrisch (d.h., ipsi- und kontraversive Kopfwendungen werden gleich empfunden und die subjektive Mitte stimmt mit der objektiven überein) und annähernd linear (Steigung 1,14, d.h. 14% Überschätzung). Auch die Streuung der Schätzungen bei Wiederholung des gleichen Winkelwertes weist im Mittel bei Patienten und Normalpersonen die gleiche Größenordnung auf (Abb. 6). Allerdings streuen die individuellen Schätzkurven der Patienten stärker um das gemeinsame Mittel als dies bei Normalpersonen der Fall ist. Wie Abb. 7 zeigt, fanden sich bei den postoperativen Untersuchungen meist die gleichen Auffälligkeiten in den individuellen Schätzkurven wieder, die präoperativ festgestellt wurden. Das Beispiel in Abb. 7 sollte im übrigen nicht dazu verleiten, einen systematischen Zusammenhang zwischen dem Zug des Tortikollis und der Asymmetrie der Schätzkurve zu sehen. Wie oben dargelegt, heben sich die individuellen Unterschiede im Mittel annähernd auf. Einen überzeugenden Zusammenhang zwischen der Zugrichtung des Tortikollis und der Abweichung der subjektiven von der objektiven Mitte fand sich nur bei einem Patienten, dessen aktive und passive Kopfbeweglichkeit auf den Bereich 10° links –70° rechts eingeschränkt war (und der deshalb nicht am vollen Untersuchungsprogramm teilnehmen konnte). Für diesen Patienten lag die subjektive Geradeausstellung des Kopfes bei 15°–25° links.

## Diskussion

Quantitative Beschreibungen der Kopfbewegungsdynamik von Tortikollispatienten sind in der Literatur selten und meist auf Einzelfälle beschränkt (z.B. Stark et al. [5]). Selbst statische Kennwerte, wie die mittlere tonische Abweichung des Kopfes aus seiner Normalposition, werden in klinischen Arbeiten oft nicht quantifiziert. Als Kriterien für eine Erfolgs- und Verlaufskontrolle sind solche Daten jedoch wichtige Hilfsmittel. Sie können darüber hinaus möglicherweise auch zum Verständnis der Physiologie und Pathophysiologie des kopfmotorischen Systems beitragen. Funktionell ist das kopfmotorische System eng mit der Blickmotorik verknüpft, der es als eine Art „bewegliche Plattform“ dient, mit deren Hilfe der begrenzte Bewegungsbereich der Augen vergrößert wird. Wir haben in der vorliegenden Studie deshalb bewußt die Kopfbewegungen im Kontext von Blickwendungen gemessen; dies gilt auch für die Messungen im Versuchsabschnitt 3, denn selbst wenn durch Instruktion an die Probanden der Kopf ausdrücklich als Erfolgsorgan hervorgehoben wurde („Kopf so schnell und so genau wie möglich auf das Ziel einstellen“), waren deren Reaktionen primär Blickwendungen. Diese funktionelle Dominanz der Blickmotorik wird bei Tortikollispatienten besonders

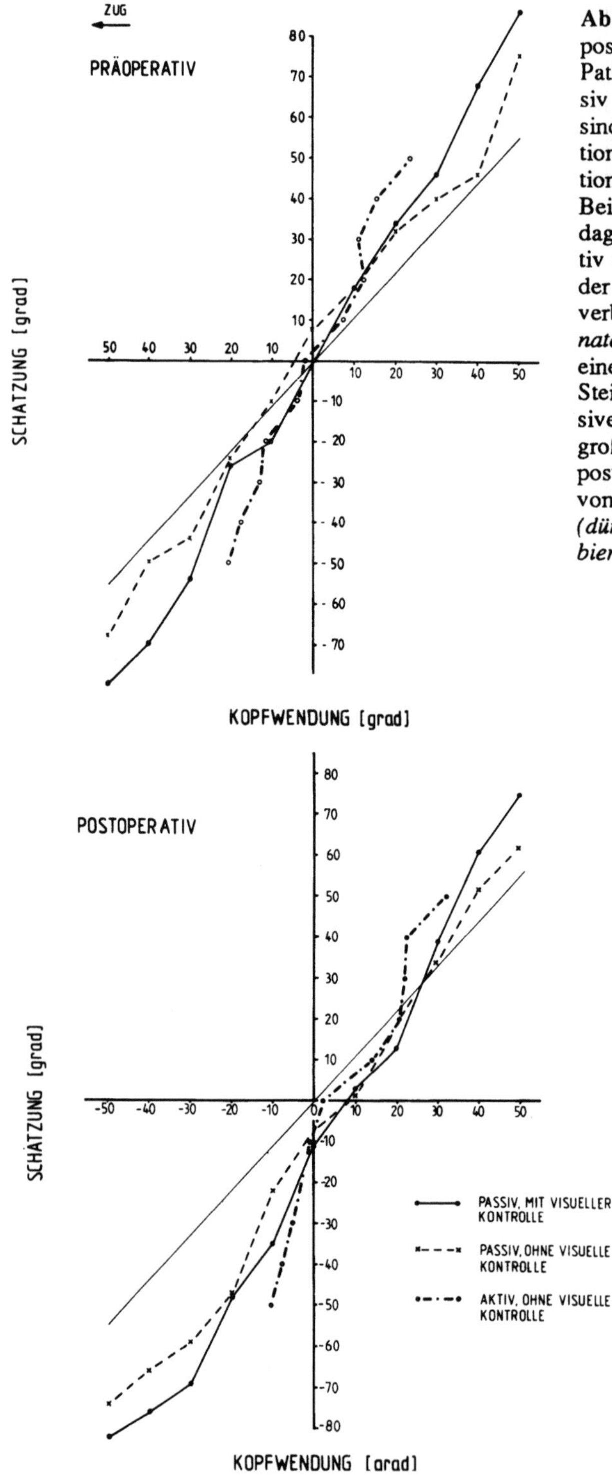


**Abb. 7.** Vergleich der prä- und postoperativen Schätzungen einer Patientin. Die Schätzungen passiv eingestellter Kopfpositionen sind auf der Ordinate als Funktion der vorgegebenen Kopfpositionen *(Abszisse)* aufgetragen. Bei der aktiven Bedingung sind dagegen die Schätzungen (= aktiv eingestellte Kopfposition) auf der Abszisse als Funktion der verbalen Vorgabe auf der *Ordinate* aufgetragen; dies erlaubt einen direkten Vergleich der Steigungen der aktiven und passiven Schätzkurven. Beachte die große Ähnlichkeit der prä- und postoperativen Abweichungen von der physikalischen Realität *(dünn durchgezogene Winkelhalbierende)*

augenfällig beim Versuch, den Kopf über den pathologisch begrenzten Bereich hinauszudrehen: Dieser Versuch ist häufig mit einer auffälligen exzentrischen Verstellung der Augen in Richtung der gewünschten Bewegung verbunden, d.h. der Blick ist auf die Position geheftet, in die der Kopf nachgezogen werden soll.

Die hier berichteten Daten bestätigen den quantitativen Eindruck, daß die Kopfbewegungen von Tortikollispatienten verlangsamt sind und zeigen, daß ipsi- und kontraversive Bewegungen in gleichem Maße betroffen sind (Nullsymmetrie der Geschwindigkeitskurve, Abb. 5). Die Ursachen für die Verlangsamung sind auf 2 funktionellen Ebenen, einer primären und einer sekundären, zu suchen: Wie Simulationen mit mathematischen Modellen des Kopfbewegungsapparates zeigen [5], kann die Verlangsamung indirekte Folge der asymmetrischen Innervation sein, durch die beispielsweise die funktionelle Steifigkeit des Muskelapparates verändert wird. Als weitere sekundäre Ursache wird eine Inhibition der kontraversiven Innervation durch die überaktive ipsiversive diskutiert [4]. Die Verlangsamung resultiert aber auch direkt aus einer Störung des zentralen Aktivierungsmusters durch den primären Prozeß, der auch die tonische Fehlinnervation verursacht (und möglicherweise in den Basalganglien zu lokalisieren ist, vgl. Beitrag Lücking).

Auf die Bedeutung der zentralen Komponente weist auch die längere Reaktionszeit der Kopfbewegung von Patienten hin, die, wie oben diskutiert, allenfalls teilweise auf periphere Ursachen zurückgeführt werden kann. Eine geringfügige, aber nicht signifikante Verlängerung der Reaktionszeiten wurde von Stell et al. [7] auch für die sakkadischen Augenbewegungen von Tortikollispatienten (bei stationärem Kopf) berichtet, während die Sakkadengeschwindigkeiten dieser Patienten (bei einer Sakkadenamplitude von 30°) normal waren. Unsere qualitativen (noch nicht quantifizierten) Beobachtungen bei der natürlichen Auge-Kopf-Koordination (Abschnitt 1) zeigen allerdings, daß die Geschwindigkeit von Blicksakkaden bei Patienten dann reduziert sein kann, wenn die Blickwendung über den Drehbereich des Auges in der Orbita hinausgeht und deshalb nicht ohne zusätzliche Kopfbewegung möglich ist. In solchen Fällen kann das Auge wegen eines zu geringen oder zu langsamen Beitrags der Kopfbewegung zur Blickwendung den Rand seines Bewegungsbereiches erreichen, bevor die Sehachse das Ziel erreicht hat; die verbleibende Entfernung zum Ziel wird dann ausschließlich durch die Kopfbewegung weitergeführt, während das Auge innerhalb des Kopfes bewegungslos bleibt (Abb. 2B). Daraus resultiert eine Verlängerung der für die Blickwendung benötigten Dauer. Die Patienten scheinen bei ihrer natürlichen Auge-Kopf-Koordination keinen Versuch zu unternehmen, diesen Nachteil dadurch zu kompensieren, daß sie ihren Kopf mit der ihnen maximal möglichen Geschwindigkeit bewegen. Der Vergleich der Bedingungen „schnelle, gezielte Kopfbewegung“ und „natürliche Auge-Kopf-Koordination“ zeigt, daß sie durchaus zu einer Steigerung ihrer Bewegungsgeschwindigkeit fähig wären.

Von Stell et al. [6] wird eine Asymmetrie des vestibulookulären Reflexes berichtet mit einem Überwiegen der langsamen Phase in Zugrichtung des Tortikollis. Der vestibulookuläre Reflex ist bei frei beweglichem Kopf ständig gefordert, wenn trotz Kopfbewegung ein Ziel ruhig fixiert werden soll, so auch immer im

Gefolge einer Blicksakkade, wenn das Auge die neue Blickrichtung bereits erreicht hat, die beteiligte Kopfbewegung aber noch weiter läuft. In unseren Daten können wir keinen Hinweis auf eine von der Kopfbewegungsrichtung abhängige Stabilisierungsgüte finden. Dabei ist zu berücksichtigen, daß unter den gegebenen Versuchsbedingungen (visuelle Vorgabe der Fixationsrichtung, relativ langsame Kopfbewegungen) neben dem vestibulookulären Reflex auch die visuell geregelte glatte Folgebewegung der Augen an der Blickstabilisierung beteiligt ist und möglicherweise vorhandene Asymmetrien überdeckt.

Die beobachtete Abweichung der statischen Kopfposition von der Zielposition in Zugrichtung konnte a priori erwartet werden. Zu beachten ist dabei, daß auch der Zeitfaktor eine Rolle spielt, da während des Versuches, eine exzentrische Kopfstellung einzuhalten, der Kopf allmählich in Zugrichtung weggleitet. Daß die Kopfamplitude nicht nur gegen, sondern auch in Zugrichtung gegenüber Normalpersonen verringert ist, ist sowohl eine Folge des Wegdriftens, das den Abstand zwischen Kopf und Zielen in Zugrichtung schon vor der Reaktion verringert, als auch ein Spiegelbild der reduzierten Beweglichkeit gegen die Zugrichtung, die die Entfernung des Kopfes von Zielen in Zugrichtung begrenzt.

Die Winkelstellung des Kopfes ist für die Orientierung und für zielgerichtete Bewegung des Organismus im Raum von fundamentaler Bedeutung, da die visuellen, akustischen und vestibulären Sinnesmeldungen primär nur Richtungen relativ zur augenblicklichen Kopfposition signalisieren. Ein Ziel, auf das der Kopf genau ausgerichtet ist und das deshalb mit den Augen in Primärstellung fixiert wird, kann nur dann als exzentrisch bezüglich der Rumpfposition interpretiert werden, wenn die Kopfstellung bekannt ist. Trotzdem besteht a priori wenig Notwendigkeit, die Kopfposition per se mit großer Genauigkeit bewußt wahrnehmen zu können; es würde genügen, die Kopfposition intern richtig zu verrechnen, z.B. mit retinalen und okulomotorischen Signalen, um dann dem Bereich der bewußten Sinneserfahrung eine genaue Information über die Zielpunktlage zu liefern. Unsere Daten (Abb. 6) bestätigen aber die schon früher gemachte Erfahrung [3], daß auch die Position und Bewegung des Kopfes per se quantitativ spezifiziert werden kann. Im untersuchten Winkelbereich (–50° bis 50°) ist die Schätzung der Kopfstellung von Normalpersonen linear, nullsymmetrisch und weicht nur um ca. 10% von der physikalischen Realität ab. Bemerkenswerterweise unterscheiden sich die Patienten als Gruppe in der Schätzung kaum von den Normalpersonen. Besonders beeindruckend ist die Güte der Patientenschätzungen nach Ausschluß der visuellen Afferenzen, obwohl in dieser Situation die Patienten selbst ihre Schätzungen als außerordentlich unsicher empfinden. Als wesentliche Quelle für die Wahrnehmung der Kopfposition kommen Muskel- und Gelenkafferenzen aus dem Halsbereich in Betracht, im geringeren Maße auch die taktilen Afferenzen, die durch die Manipulation des Kopfes durch den Untersucher bedingt sind sowie eine (mathematische) Integration des vestibulären Kopfgeschwindigkeitssignals, das durch die Bewegung des Kopfes bei der Einstellung auf eine neue Position entsteht. Die halspropriozeptiven Afferenzen der Patienten sind durch die abnormen Spannungszustände in der beteiligten Muskulatur wahrscheinlich massiv verändert. Diese Veränderungen bestehen in allen untersuchten Fällen jedoch über so lange Zeiträume, daß eine Rekalibrierung der hervorgerufenen Wahrnehmung gut möglich erscheint. Es darf aber auch nicht übersehen werden, daß die Schätzungen individueller Patienten beträchtlich vom mittleren Verlauf abweichen. Ob und inwieweit die Charakteristika dieser Abweichungen mit der besonderen Form der einzelnen Erkrankung zusammenhängen, kann erst nach Untersuchung einer noch größeren Anzahl von Patienten beantwortet werden.

Die Autoren bedanken sich bei Frau M. Trummlitz für ihre Mithilfe bei den Messungen, den graphischen Arbeiten und der Erstellung des Manuskriptes. Ein besonderer Dank gilt Prof. Richter und Dr. Braun (Günzburg) für die freundliche Überweisung ihrer Patienten.

## Literatur

1. Bizzi E (1981) Eye-head coordination. In: Brooks VB (ed) The nervous system, vol II, 2 Motor control. Handbook of physiology. American Physiological Society, Bethesda, pp 1321–1336
2. Hikosaka O, Wurtz RH (1989) The basal ganglia. In: Wurtz RH, Goldberg ME (eds) The neurobiology of saccadic eye movements. Elsevier, New York, pp 257–281
3. Mergner T, Nardi GL, Becker W, Deecke L (1983) The role of canal- neck interaction for the perception of horizontal trunk and head rotation. Exp Brain Res 49:198–208
4. Rondot P (1988) Clinical disorders of head movement. In: Peterson BW, Richmond FJ (eds) Control of head movement. Oxford University Press, New York, pp 261–273
5. Stark L, Zangenmeister WH, Hannaford B (1988) Head movement models, optimal control theory, and clinical application. In: Peterson BW, Richmond FJ (eds) Control of head movement. Oxford University Press, New York, pp 245–260
6. Stell R, Bronstein AM, Marsden CD (1989) Vestibulo-ocular abnormalities in spasmodic torticollis before and after botulinum toxin injections. J Neurol Neurosurg Psychiatry 52:57–62
7. Stell R, Bronstein AM, Gresty M, Buckwell D, Marsden CD (1990) Saccadic function in spasmodic torticollis. J Neurol Neurosurg Psychiatry 53:469–501

# Gibt es psychische Teilbedingungen bei der Entstehung und dem Verlauf des Torticollis spasmodicus?

R. Schüttler

Im grundsätzlichen Gegensatz zu der Auffassung, den Torticollis spasmodicus als idiopathisches, umschriebenes dystones Syndrom aus dem Formenkreis der Erkrankungen des extrapyramidal-motorischen Systems aufzufassen, wird von einer Reihe von Autoren eine seelische Verursachung des Torticollis spasmodicus angenommen. Die meisten psychogenetisch orientierten Autoren (überwiegend psychoanalytische Arbeiten aus dem angelsächsischen Sprachraum, aber auch M. Mitscherlich) verwenden als pathogenetischen Erklärungssatz das Modell der Konversion und beziehen sich ausdrücklich auf eine hysterische Genese.

Konversion ist die Umwandlung nicht realisierbarer Triebregungen in körperliche Symptome, in sog. Konversionssymptome, durch die der verdrängte Wunsch symbolisch dargestellt wird [13]. Das Konversionssymptom stellt eine Möglichkeit dar, psychischen Streß zu bewältigen. Es ist der Preis, den das Individuum bezahlt, wenn es einen Konflikt und die mit ihm verbundenen Gefühle von Angst, Wut, Verzweiflung, Scham, Ekel usw. nicht erträgt, sondern ihn mit Hilfe eines körperlich erlebten Symptoms neutralisiert. Von Uexkuell [14] bezeichnete das Konversionssyndrom als ein Handlungsbruchstück mit Ausdruckscharakter. Der Patient ist darin Darsteller und Zuschauer in einem und bringt in ihm ein Stück individueller Wirklichkeit zum Ausdruck. Von den Konversionssymptomen abzugrenzen sind solche psychogenen Symptome, bei denen die körperlichen Erscheinungen lediglich Begleitzeichen von Affekten sind und keinen Ausdruckscharakter haben. Alexander [3] hat sie Organneurosen genannt. Sie entsprechen den Symptomen, die man gewöhnlich als „funktionell" definiert.

Der Zuschauer muß wie der Arzt beim Konversionssymptom das in der Körpersprache Ausgedrückte zurückübersetzen. Der Unterschied besteht darin, daß der Schauspieler den Gedanken kennt, während er dem Patienten nicht bewußt ist. Die Umgangssprache schließlich belegt mit zahllosen Beispielen, daß der Körper Ausdrucksorgan für Gedanken sein kann. „Bei diesem Gedanken wird mir schwindlig", „es liegt mir auf dem Magen" usw. sind Hinweise dafür und umgekehrt, daß sprachliche Metaphern körperliche Vorgänge ausdrücken können.

Dem Konversationssymptom in diesem Sinne liegt die Fähigkeit des psychischen Apparates zugrunde, Wünsche, Gedanken oder Phantasien symbolisch in der Körpersprache auszudrücken, die vom bewußten Teil des psychischen Apparates nicht akzeptiert werden können und die nicht in einer entsprechenden Handlung Erfüllung finden. Der Träger des Wunsches stellt nur die Körperveränderung fest, weiß aber nicht, daß ein Wunsch dahinter steckt.

Die Voraussetzung dafür, daß ein Körperteil oder eine Körperfunktion das Vehikel einer Konversion werden können, liegt in ihrer Fähigkeit, in zwischenmenschlichen Beziehungen eingesetzt zu werden. Diejenigen Körperteile und -funktionen, die früh im Leben in der Kommunikation zur Umwelt wichtig waren, kommen bevorzugt für Konversionen in Betracht. Deshalb finden sich diese Symptome häufig im muskuloskelettären Bereich, betreffend die Körpersensibilität, den Verdauungstrakt, die Atmung, die Sprachwerkzeuge und die Sinnesorgane. Dabei werden Körperteile oder -funktionen nicht im anatomischen oder physiologischen Sinne verwendet, sondern so, wie sie vom Menschen im Verlauf seiner vor allem frühen Entwicklung erlebt werden. Körperteile und -funktionen müssen zudem psychisch repräsentierbar sein. Eine schmerzhafte Magenkontraktion kommt beispielsweise für eine Konversion in Frage, die vom psychischen Apparat nicht registrierbare Sekretion der Magensäure hingegen nicht [5]. Das gilt auch, und hier greife ich vor, für die in der Untersuchung von Fasshauer [6] elektromyographisch bereits in Ruheposition faßbaren Aktivitätsmuster der Hals- und Nackenmuskulatur beim Torticollis spasmodicus.

Im Rahmen der psychogenetischen Modellvorstellung wird der Tortikollis von Melitta Mitscherlich [8] als fluchtartige Abwendung vom Gegner, gleichzeitig als kindliches Suchen nach der Mutterbrust gedeutet. Ein Fall von Bräutigam [4]: Bei einem 64jährigen Schneidermeister trat der Tortikollis im Laufe gerichtlicher Verhandlungen mit seinem Nachbarn auf. Obwohl er sich im Recht fühlte, konnte er zu den Gerichtsverhandlungen nicht erscheinen. Er verließ auch seine Wohnung kaum mehr, um seinem Prozeßgegner nicht begegnen zu müssen. „Anfang des Jahres habe ich dem noch frech in die Augen schauen können, wie der mir, jetzt kann ich ihn nicht mehr ansehen. Ich gehe ihm aus dem Weg, wo ich kann."

Aus der Beobachtung, daß kleine Stützen – das sanfte Berühren des Kinns, ein zarter Druck auf die Nackenpartie oder das Anlehnen des Rückens beim Sitzen – den Tortikollis bessern, schließt Bräutigam auf das Angewiesensein der Patienten auf Unterstützung und „Rückendeckung", auf mangelnde Standfestigkeit in Auseinandersetzungen.

In die gleiche Richtung scheint zunächst auch die Darstellung eines Falles durch Thomä [7] zu gehen:

> Es handelte sich um einen knapp 40jährigen verheirateten Mann mit technischem Beruf, der während einer Meditationsübung 3 Jahre vor Behandlungsbeginn ein erstes Ziehen am Kopf bemerkt hatte, das sich nach etwa einem halben Jahr während eines Auslandsaufenthaltes wieder einstellte. Der Patient befand sich damals in einer Ehekrise. Bei allmählicher Zunahme der unwillkürlichen Bewegung sahen wir das Vollbild eines typischen Torticollis spasmodicus mit Kopfwendung und -neigung nach links, tremorartig überlagert, fast während des ganzen Tages immer wieder unablässig einschließend und minutenlang anhaltend; die auswärts vorgenommene neurologische Untersuchung ergab keine sonstigen Abweichungen von der Norm. Der Patient hatte während jenes Aufenthaltes in der Neurologischen Klinik auffällig gut auf Gespräche mit einem Psychologen reagiert. In der sich anschließenden erfolgreichen 3 1/2-jährigen Psychoanalyse ergab sich das Bild einer tiefen Verunsicherung im Identitätsgefühl, das sich mit dem frühen Vaterverlust und familiärer Unsicherheit während der kriegsbedingten Flucht erklären ließ. Seit seiner Pubertät litt er unter einer Dysmorphophobie mit der Befürchtung eines mißgestalteten Kopfes. Er hatte sich deshalb jahrzehntelang nicht frei und ungezwungen

bewegen können. Seine spannungsreiche Ehe trug dazu bei, daß seine Selbstsicherheit sehr labil blieb. Seine Mißgestaltung hatte verschiedene lebensgeschichtliche Hintergründe. Der Patient befand sich auf der inneren Bühne seines Lebens häufig im Kampf mit seiner Umwelt, wobei er stets der unterdrückte Verlierer war, der als Duckmäuser mit eingezogenem Kopf herumschleichen mußte und der sich wegen seines mißgestalteten Kopfes kaum glaubte aufrichten zu können. Mit Auftreten des Schiefhalses verstärkte sich seine eigene neurotische Unsicherheit erheblich, der vorher phantasierte innere Zweikampf fand nun eine Parallele im Kampf mit dem Symptom: Mit je größerer Wut und Kraft er den Kopf mit seiner Hand wieder zurechtrücken wollte, umso mehr Gegenkräfte wendeten und drehten nun den Kopf. Die starke Einschränkung seines Selbstwertgefühls hatte durch das Auftreten der Schiefhalssymptomatik zugenommen. Es zeigte sich umgekehrt die überaus wichtige Bedeutung des Sichaufrichtens und der aufrechten Haltung für das Selbstvertrauen.

Dann aber interpretierte Thomä [7] – die größere Plausibilität neurologisch orientierter ätiologischer Modelle zur Entstehung des Tortikollis einbeziehend und sich vom Konversionsmodell im Sinne von Mitscherlich unterscheidend – innerhalb eines psychosomatischen Modells, das keine spezifische Korrelation von intrapsychischem Konfliktgeschehen und Körpersymptom zur Voraussetzung hat und in dem bei der Konversion in Symptome die Symptomwahl durch schon bestehende körperliche Störungen ein „körperliches Entgegenkommen", durch frühere Krankheitserfahrungen und Erlebnisse bestimmt wird:

In seinem Erleben hat der Patient das körperliche Symptom des Schiefhalses in einen Sinnzusammenhang von Schuld, Angst und Scham gestellt. Der behandelnde Analytiker folgte dieser persönlichen Theorie des Patienten, um sekundäre Neurotisierungen abbauen zu können. Daß sich die Befreiung von neurotischem Leiden auch auf das körperliche Symptom des Schiefhalses auswirken kann, ist eine plausible Annahme, weil dann Erwartungsängste und die mit ihnen einhergehenden Steigerungen des allgemeinen und speziellen Erregungspotentials wegfallen.

In dieselbe Richtung zielen Rentrop und Straschill [12] in ihrer Untersuchung über die Wirkung von emotionalen Faktoren auf den Verlauf, die eine erhebliche Koinzidenz von Objektverlust oder konflikthafter Situation sowohl für die Auslösung als auch für das Verschwinden oder Wiederauftreten des Symptoms finden und anhand mehrerer Beispiele einer psychotherapeutischen Bearbeitung eine nachfolgende Besserung des Schiefhalses schildern. Da sich bei anderen Patienten dieselben Zusammenhänge aber nicht auffinden ließen, sahen sie sich jedoch nicht in der Lage, einen regelhaften Zusammenhang zwischen Auslösesituationen, möglichen mitverursachenden neurotischen Konflikten und der Dynamik des Krankheitsverlaufes herzustellen bzw. Rückschlüsse auf eine mögliche Psychogenese zu ziehen. Nebenbei bemerkt ist das auch bei den endogenen Psychosen genauso.

Insgesamt möchten wir uns der Kritik Thomä [7] an Berichten über erfolgreich verlaufene Psychotherapien anschließen, indem wir der Meinung sind, daß diese Studien in ihrer Methodik, z.B. hinsichtlich der Beurteilung des Ausgangsbefundes und der Verbesserung so unzureichend sind, daß eine genauere Bewertung nicht möglich ist. Immerhin spricht aber nicht zuletzt die klinische Empirie auch bei der Therapie anderer extrapyramidaler Bewegungsstörungen dafür, daß die seelische Seite in der Therapie des tortikolliskranken Patienten Beachtung finden muß. Der Einfluß emotionaler Faktoren auf Auslösung und weiteren Verlauf, u.a.

hinsichtlich weiterer Auslösung von Rezidiven oder Remissionen, der günstige Einfluß von übenden und Lernverfahren sowie ganz allgemein Entspannung bzw. Reduzierung von Streß ist in einzelnen Fällen nicht zu übersehen. Der Einfluß seelischer Faktoren muß allerdings als unspezifisch relativiert werden, da er, wie schon gesagt, u.a. auch bei anderen Erkrankungen des extrapyramidal-motorischen Systems zu beobachten ist. Die vermutete Psychogenität des Torticollis spasmodicus im Rahmen des Modells der Konversion jedoch ist als Erklärungsansatz ungeeignet. Er basiert auf einer falschen Einschätzung der prinzipiell krankhaften Bewegung sowie auf einer falschen Gleichsetzung von psychologischer und neurologischer Repräsentanz: Die motorische oder sensible Störung eines Hysterikers entspricht in ihren Grenzen immer den psychologischen, gerade aber nicht den neurologischen Repräsentanzen, z.B. entsprechend den Grenzen des Versorgungsgebietes eines Nerven, oder im Hinblick auf den Tortikollis: die Falschaktivierung der beteiligten Muskeln entspricht eben nicht einem natürlichen Bewegungsschema.

Der Torticollis spasmodicus ist aufgrund der vorliegenden, vor allem neurophysiologischen Untersuchungsbefunde (u.a. Fasshauer [6]) als Ergebnis einer hirnorganischen Störung bzw. als krankhaft anzusehen und keinem natürlichen (normalen) frühkindlichen motorischen Bewegungsschema zuzuordnen. Die Bewegungsanomalie des Schiefhalses ist also kein isoliertes psychogenes Symptom im Sinne einer regressiv entstellten Suchbewegung. Es müßte dann nicht nur gezeigt werden können, welche affektiv-kognitiven Prozesse beim Erwachsenen infantile Suchbewegungen auslösen, sondern es müßte u.a. demonstriert werden, wie diese auf dem Wege der Regression in das Bewegungsschema des Tortikollis umgestaltet werden. Umgekehrt ist es eher richtig: Die körperliche Disposition im weitesten Sinne determiniert, welche Erkrankung auftritt. Bei so vorhandener „Organvulnerabilität" läßt sich die jeweilige Symptomatik aus biologisch vorgegebenen Mustern erklären. Zu den Veränderungen der körperlichen Reaktionsweisen, also zu Resistenzvermehrung oder -verminderung tragen akzidentelle Momente bei, die auch in den verschiedenen Dimensionen des seelischen Erlebens zu suchen sind. Als unspezifische Faktoren, durch die eine Symptomatik aufrechterhalten wird, trifft man auf typische Grundängste, die entsprechend der persönlichen Psychodynamik vorhanden sind und durch die neu auftretende körperliche Erkrankung ausgelöst und verstärkt werden.

Es wäre ein Irrtum, aus der Unspezifität in der Pathogenese eine geringschätzige Einstufung seelischer Faktoren bei Manifestation und Verlauf des Tortikollis vorzunehmen. Auch wenn es trivial klingt, dem Patienten hilft es so am besten: Die Konfrontation somatogen gegen psychogen ist wenig hilfreich. Aus dem komplizierten und verschieden gewichtigen Beziehungsgeflecht ergeben sich für den einzelnen Patienten verschiedene differentielle therapeutische Zugangsmöglichkeiten. Diese können neurochirurgisch, pharmakologisch, übend oder psychotherapeutisch sein, sie dürfen sich nur auf keinen Fall gegenseitig ausschließen.

Wie wir für jeden Fall einer schweren Neurose heute fordern, sie nicht nur unter psychologisch-psychodynamischen und klinisch-psychopathologischen, sondern auch unter konstitutionsbiologischen und neurologisch-hirnpathologischen Gesichtspunkten genau zu untersuchen, so gilt das umgekehrt auch für jeder ernsthafte „somatische“ Erkrankung.

## Literatur


1. Adler R (1986) Konversion. In: Uexkuell T v (Hrsg) Psychodynamische Medizin. Urban & Schwarzenberg, München Wien Baltimore
2. Alexander F (1948) Fundamentals of psychoanalysis. Norton, New York
3. Alexander F (1971) Psychosomatische Medizin. Grundlagen und Anwendungsgebiete. de Gruyter, Berlin New York
4. Bräutigam W (1954) Grundlagen und Erscheinungsweisen des Torticollis spasticus. Nervenarzt 25:451–462
5. Engel GL (1970) Conversion symptoms. I: Mac Bryde CM, Blacklow RS (eds) Signs and symptoms: applied physiology and clinical interpretation. Lipincott, Philadelphia
6. Fasshauer K (1983) Klinische und elektromyographische Verlaufsuntersuchungen beim Torticollis spasmodicus. Nervenarzt 54:535–539
7. Marten RF, Thomä H (1988) Zu Entstehung und Verlauf des Torticollis spasticus. Fundam Psychiatr 4:283–291
8. Mitscherlich M (1971) Zur Psychoanalyse des Torticollis spasticus. Nervenarzt 42:420–426
9. Mitscherlich M (1979) The theory and therapy of hyperkineses (torticollis). Psychother Psychosom 32:306–312
10. Mitscherlich M (1983) Zur Theorie und Therapie des Torticollis. In: Studt (Hrsg): Psychosomatik in Forschung und Praxis. Urban & Schwarzenberg, München Wien Baltimore
11. Naber D, Weinberger DR, Bullinger M, Polsby M, Chase N (1986) Torticollis spasmodicus. Nervenarzt 57:238–243
12. Rentrop E, Straschill M (1986) Der Einfluß emotionaler Faktoren beim Auftreten des idiopathischen Torticollis spasmodicus. Z Psychosom Med 32:44–59
13. Schüttler R (1987) Psychiatrische Vorlesungen. Ein Lern- und Lesebuch. Zuckschwerdt, München
14. Uexkuell T v (1963) Grundlagen der Psychosomatischen Medizin. Rowohlt, Hamburg

# Pathomorphologie der Rami dorsales im Bereich der Zervikalnerven C1–6 bei Patienten mit Torticollis spasmodicus

J. M. Schröder, B. Huffmann, V. Braun und H.-P. Richter

## Einleitung

Die normale und pathologische Anatomie der Rr. dorsales im Bereich der Halssegmentnerven C1–C6 ist mit neueren, feinstrukturellen Methoden bisher u.W. noch nicht untersucht worden, obwohl diese Nerven bei der chirurgischen Behandlung des Torticollis spasmodicus (T.s.) exzidiert werden (Literatur s. [2, 4]) und auf diese Weise einer bioptischen Untersuchung gut zugänglich sind. Ihre Untersuchung ist sowohl von normalhistologischem als auch von klinischem Interesse.

Wir haben deshalb aus einer Serie von 28 Patienten, die zur Behandlung des T.s. operativ entfernten Nerven oder Nervenfaszikel der Rr. dorsales C1–C6 sowie des N. accessorius mit licht- und elektronenmikroskopischen Methoden qualitativ und semiquantitativ ausgewertet und die Veränderungen mit denen in 5 autoptisch gewonnenen Kontrollnerven verglichen.

## Material und Methoden

Die Rr. dorsales der Nn. cervicales 1–6 und einzelne Faszikel des N. accessorius wurden jeweils auf der betroffenen Seite oder beidseitig bei Patienten mit T.s. (Tabelle 1, Abb. 1) zur Reduktion der Innervation der abnorm kontrahierten Muskeln (Mm. splenius capitis et cervicis und M. sternocleidomastoideus) exzidiert. Die entnommenen Nervenabschnitte wurden auf einer geeigneten Unterlage orientiert und in 3,9% Glutaraldehyd mit 0,1 M Phosphatpuffer fixiert, osmiert und in Epon 812 eingebettet. Anschließend wurden ca. 1 µm dicke Semidünnschnitte hergestellt und in üblicher Weise mit Toluidinblau und Paraphenylendiamin gefärbt. Ultradünnschnitte wurden mit Bleicitrat und Uranylacetat kontrastiert und mit einem Philips 400T-Elektronenmikroskop fotographiert.

**Tabelle 1.** Untersuchte Patienten und morphologische Untersuchungsergebnisse

| Fall Nr. | Geschlecht | Alter | T.s. (Jahre) | M.st. | N.a. |
|---|---|---|---|---|---|
| | | | | | Torticollis |
| 1** | m. | 21 | 6 | l | l |
| 2 | m. | 35 | 12 | l, NA | l |
| 3 | w. | 38 | 12 | l | l, P |
| 4 | m. | 39 | – | l | l, P |
| 5 | w. | 39 | – | – | r, *R*, O |
| 6 | w. | 40 | 7 | – | l |
| 7 | w. | 40 | – | – | – |
| 8 | m. | 43 | 15 | l, NA | l, R |
| 9 | w. | 45 | 3 | r, NA | r |
| 10* | w. | 45 | 2 | – | l, O |
| 11* | m. | 45 | 5 | – | l, re |
| 12 | m. | 46 | – | – | – |
| 13 | m. | 46 | – | l | l |
| 14 | w. | 47 | 4 | r | r, **R**, O |
| 15 | w. | 47 | 10 | r, NA | r, R, |
| 16 | m. | 48 | 20 | r P | r |
| 17 | m. | 48 | – | l | l, *R* |
| 18*** | w. | 50 | 7 | r, NA | r, R, *O* |
| 19 | w. | 51 | 5 | r | r, **hy**, **R** |
| 20 | w. | 51 | 12 | – | – |
| 21 | w. | 52 | 15 | r, NA | r |

| C1 | C2 | C3 | C4 | C5 | C6 |
|---|---|---|---|---|---|
| spasmodicus | | | | | |
| l, *hy*,<br>**P** | l, ua,<br>*hy*, *R*,<br>**P**, N | l, **P** | l | l | l |
| l | l, ua,<br>*R* | l | l, ua | l, **P** | l |
| l | l, **O**,<br>P | l | l | l, O,<br>P | – |
| r | r | r, hy | r, R,<br>**P** | – | – |
| l | l, ua | l | l | l | l, **R** |
| l, P | l | l | l | l, *re*,<br>*O*, **P** | l, *O*,<br>P |
| r, R | r, | r, | r, | r, | r, R |
| l, P | l, P | l, ua | l | l | l, *re*,<br>**P** |
| – | r, ua,<br>*P* | r, *hy*,<br>**O** | r, **re** | r, R | r, R,<br>**P** |
| – | – | r, *re*, | r, re, | r<br>*O*, **P**,<br>N | –<br>*O*, *P* |
| – | – | – | – | – | – |
| l | l, ua,<br>R | l | l | l | l, R |
| l, ua | l, ua | l | l | l | l |
| r | r, ua,<br>**hy**, *R* | r, O | r | r, R | – |
| l, O | l, ua,<br>P | l, O | l, O | l, *R* | l, **P** |
| r, **R**,<br>**P** | r, ua | r | r, hy | r, *re*, | r |
| – | l | l | l | l, *hy*,<br>*re* | – |
| – | – | – | – | – | – |
| l, ua,<br>**P** | l, O,<br>**P** | l, **hy**,<br>*R* | l, ua,<br>**P** | l, *re*,<br>**P** | l, **hy**,<br>O, **P** |
| r, ua,<br>**P** | r, P | r | r | r | r, *re*,<br>O, *P* |
| r | r, ua,<br>**P** | r, *P* | r, R | r, **O** | r, **P** |

Fortsetzung nächste Seite

**Tabelle 1** (Fortsetzung)

| Fall Nr. | Geschlecht | Alter | T.s. (Jahre) | M.st. | N.a. |
|---|---|---|---|---|---|
| 22 | m. | 53 | 7 | r | r |
| 23* | m. | 54 | 4 | l, **NA** | l, **O**, **N** |
| 24 | m. | 55 | 21 | – | r |
| 25 | w. | 59 | – | l, **NA** | l, *hy*, *R* |
| 26 | w. | 63 | 2 | l, **NA** | l |
| 27 | m. | 66 | 4 | l, **NA** | l |
| 28 | w. | 68 | 2 | r, **NA** | r |
| | | | | | Kontroll |
| 1 | m. | 46 | | – | – |
| 2 | m. | 49 | | – | – |
| 3 | w. | 52 | | – | – |
| 4 | m. | 67 | | – | – |
| 5 | m. | 75 | | – | – |

– Nicht untersucht; * voroperiert; ** posttraumatisch; *** positive Familienanamnese;
Normalschrift gering, **fettgedruckt** mäßig, *kursiv* stark ausgeprägt;
*T.s.* Torticollis spasmodicus;
*M.st.* M. sternocleidomastoideus;
*N.a.* N. accessorius;
*C1–C6* Rr. dorsales der Zervikalnerven im Bereich C1–C6;
*m* männlich;
*w* weiblich;
*r* rechts;
*l* links;

| C1 | C2 | C3 | C4 | C5 | C6 |
|---|---|---|---|---|---|
| l, **P** | l, *hy*, R | l, **P** | l, P R | l, ua, R, **P** | l, **P** |
| – | – | r, *hy* | r | r | r |
| r | r, ua | r | – | r | r |
| l, *hy* | l, hy | l, hy O | l | l | l, **hy** |
| l | l, ua, *hy*, *R*, *O*, **P** | l, *O* | l, **R**, *O* | l, R, *P* | l, O |
| l, *hy* R, P | l | l, *hy* | l | l | l |
| l | l | l | l, *hy*, *O*, *P* | l | – |
| fälle | | | | | |
| r, **P** | r, R | – | – | – | – |
| r, P | r, ua | r | – | – | – |
| r | r, ua, **P** | r, ua O | – | – | – |
| r, R, O, P | r, ua, R, P | r, ua | – | – | – |
| r, hy, re, R, P | r, O, P, N | r | – | – | – |

*NA* neurogene Muskelatrophie;
*ua* Bündel markloser Axone;
*hy* Hypomyelinisation;
*re* Regeneration;
*R* Renaut-Körper;
*O* Ödem;
*P* Perineurium verdickt;
*N* Neurom

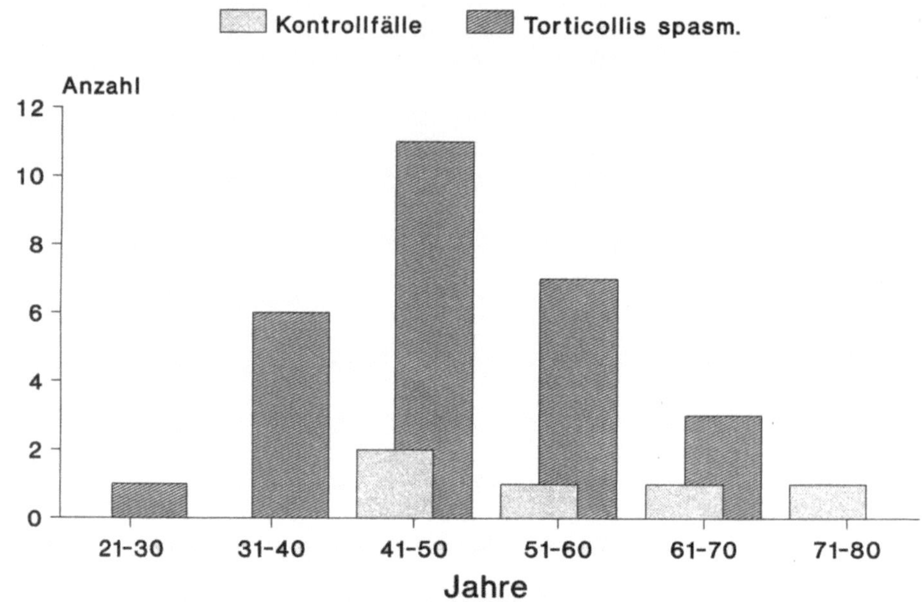


**Abb. 1.** Altersverteilung der untersuchten Patienten

## Ergebnisse

Die meisten untersuchten Nervenfaszikel waren weitgehend unauffällig (Abb. 2a, Tabelle 1). Ein besonderer Befund, der in gleicher Weise sowohl in den Kontrollnerven wie in den Rr. dorsales der Zervikalnerven betroffener Patienten zu erheben war, in den üblicherweise bioptisch untersuchten Nerven wie dem N. suralis oder peronaeus superficialis aber nicht vorkommt, bestand in umfangreichen, gut abgegrenzten, zumeist rundlichen oder ovalen Arealen mit ausschließlich *marklosen Axonen* (Abb. 2b, 3, Tabelle 1). Diese Areale waren in aller Regel nicht von einem Perineurium abgegrenzt. Nur in manchen subperineuralen schmalen Segmenten konnten Gruppen mit ausschließlich marklosen Axonen von dünnen perineuralen Zellagen gegenüber dem übrigen Endoneurium abgegrenzt sein.

In bemerkenswert vielen, wenn auch keineswegs in allen untersuchten Nerven, waren ausgeprägte pathologische Veränderungen nachweisbar. Dazu gehörten an erster Stelle Anzeichen einer *Nervenfaserregeneration* (Abb. 4b, 5c) mit neuromatösem Umbau eines Teils der Nervenfaszikel oder ganzer Faszikel oder kompletter Nervenquerschnitte aufgrund einer vorausgegangenen Operation (Patienten Nr. 10, 11, 23; Tabelle 1). In einigen Nervenfaszikeln war die Reifung der Axone und Markscheiden an derartigen regenerierten Nervenfasern bereits weit fortgeschritten, in anderen aber offensichtlich stark verzögert. Die Nervenfasern in den letztgenannten Faszikeln waren dann disproportioniert dünn myelinisiert (Abb. 4b).

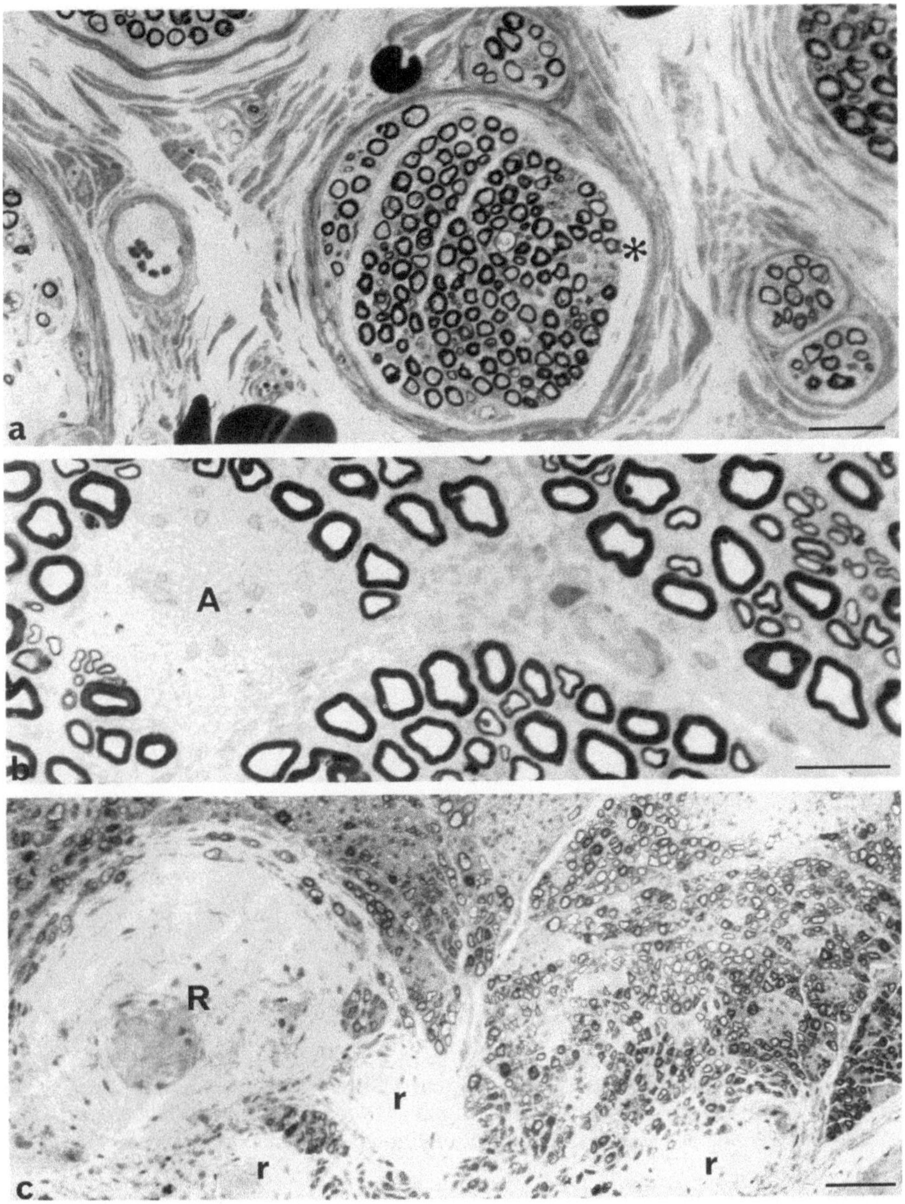


**Abb. 2. a** Normale Nervenfaszikel im N. accessorius von Fall 18. Das subperineurale Ödem (*) ist wahrscheinlich exzisionsbedingt. Markierung: 50 µm; **b** R. dorsalis C2 von Fall 12. Scharf abgegrenztes, umfangreiches Bündel mit ausschließlich marklosen Axonen *(A)*, umgeben von normalen markhaltigen Nervenfasern. Markierung: 20 µm; **c** R. dorsalis C2 von Fall 26. Umfangreiche *(R)* und mehrere kleine *(r)* Renaut-Körper mit teils normalen, teils hypomyelinisierten und teilweise auch regenerierten Nervenfasern in der Umgebung. Markierung: 50 µm

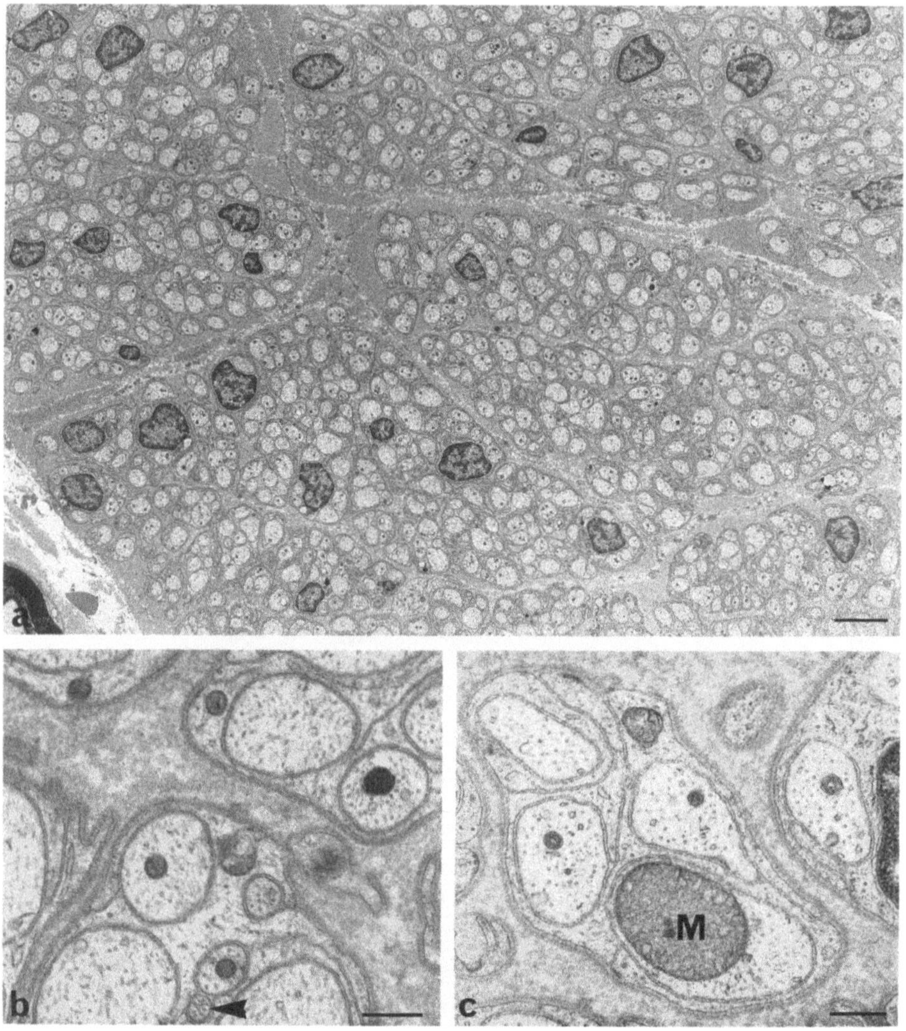


**Abb. 3 a–c.** Gleicher Fall wie in Abb. 2b. **a** Umfangreiches Bündel normaler markloser Axone, deren Durchmesser zwischen 0,38 und 1,5 µm liegen. Markierung: 4 µm. **b** Das kleinste Axon hat einen Durchmesser von nur 0,19 µm *(Pfeilkopf)*. Markierung 0,5 µm. **c** Das Axon enthält ein relativ großes Mitochondrion *(M)*. Markierung: 0,5 µm

Als auffälligstes Ergebnis fanden sich in einigen Nerven (Patienten Nr. 1, 9, 17, 22, 23, 25–28; Tabelle 1) ungewöhnlich viele *hypomyelinisierte Nervenfasern* mit oder ohne Anzeichen einer vorausgegangenen De- und Regeneration (Abb. 4c). Nur selten waren derartige große hypomyelinisierte Nervenfasern von zwiebelschalenartig angeordneten Fortsätzen wie nach wiederholter De- und Remyelinisation umgeben. Regelmäßig war in solchen hypomyelinisierten Faszikeln ein mehr oder weniger starkes endoneurales Ödem nachweisbar. Bemerkenswerterweise waren bei diesen Patienten in der Regel nur einzelne Rr. dorsales, zumeist der 1., 2. oder 3., seltener der 4. und 5., betroffen, so daß kein Anlaß bestand, eine

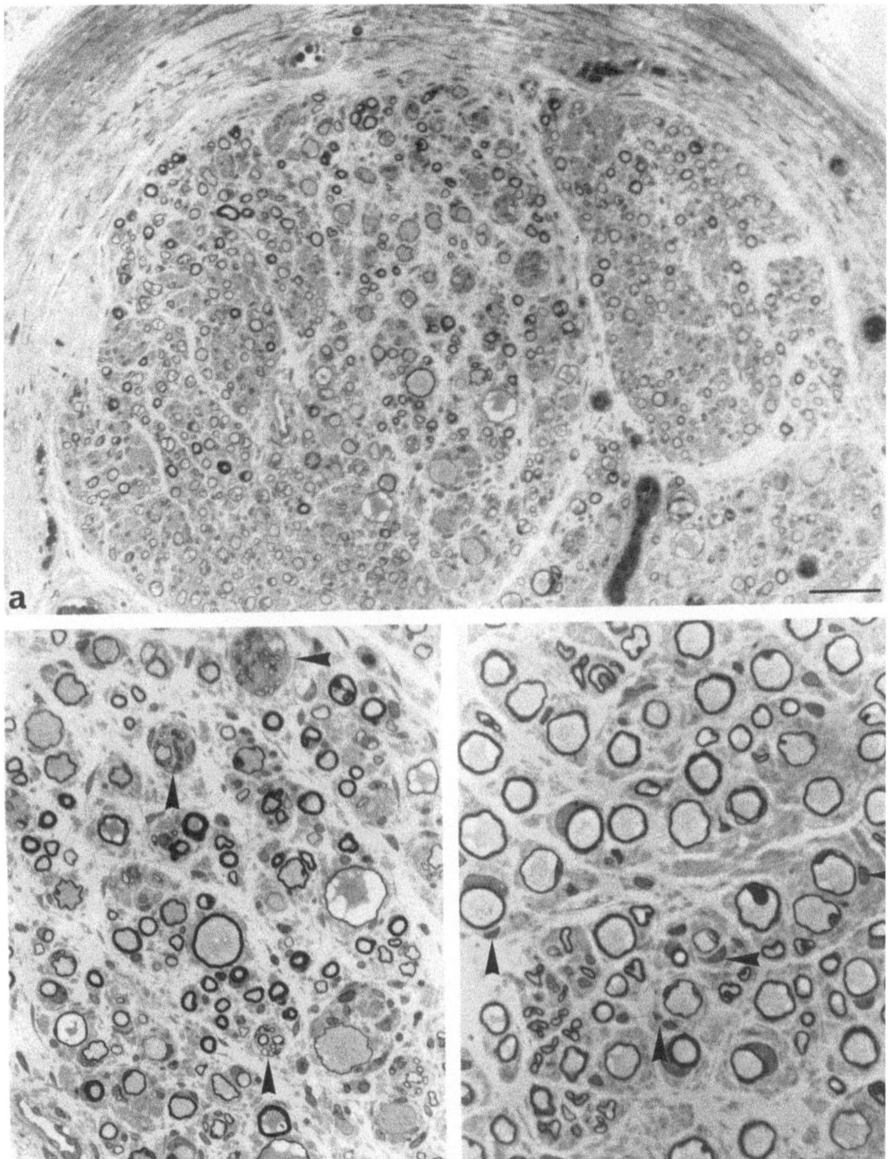

**Abb. 4 a–c.** R. dorsalis C3 von Fall 23 (voroperiert). **a** Regenerierte, abnorm dünn myelinisierte Nervenfasern im ödematös aufgetriebenem Endoneurium mit verdicktem Perineurium. Markierung: 50 µm **b** Viele regenerierte Nervenfasern liegen in kleinen Bündeln gruppiert *(Pfeilköpfe)*, andere sind ungewöhnlich umfangreich und mit Neurofilamenten gefüllt oder durch unterschiedlich große Vesikel von der umhüllenden, vielfach auffällig dünnen Markscheide abgelöst (in der Regel, aber nicht immer Artefakt). Markierung: 30 µm. **c** R. dorsalis C1 von Fall 1 (posttraumatisch). Hypomyelinisierte Nervenfasern ohne Anzeichen einer vorausgegangenen axonalen De- und Regeneration ohne Anzeichen einer vorausgegangenen axonalen De- und Regeneration. Vereinzelt sind Schwann-Zellen *(Pfeilköp-*

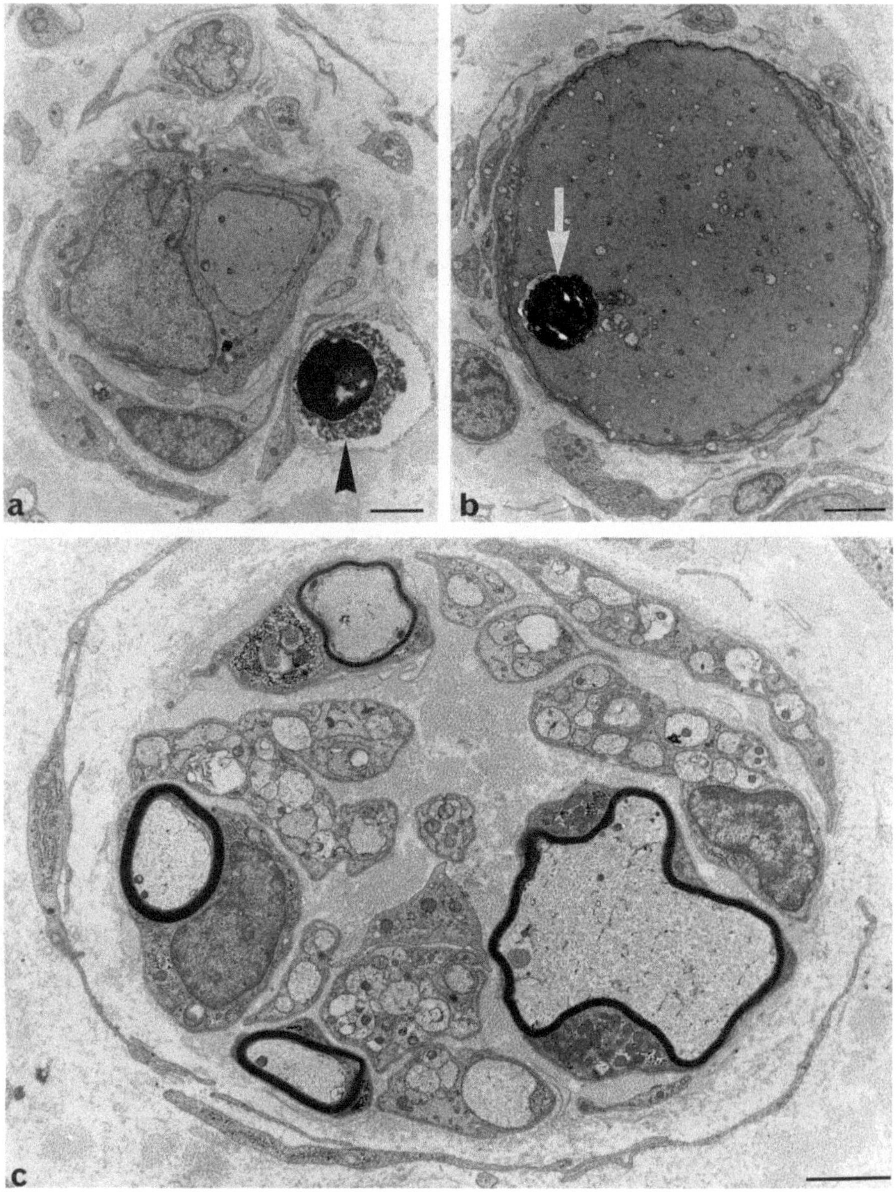

**Abb. 5 a–c.** Gleicher Fall und Nerv wie in Abb. 4a, b. **a, b** Sehr dünn remyelinisierte kondensierte Axone mit massenhaft dicht gelagerten Neurofilamenten. Mehrere schalenartig angeordnete Fortsätze liegen in der Peripherie, z.T. mit marklosen Axonen. Eine Zelle degeneriert *(Pfeilkopf)* und wird von Zellfortsätzen umschlossen. Markierung: 3 µm. **b** Ein besonders großes Axon enthält einen myelinähnlichen Körper als unspezifisches Schädigungszeichen *(Pfeil)*. Markierung: 2 µm. **c** Ein Bündel mit regenerierten, teils marklosen, teils dünn myelinisierten Axonen wird von endoneuralen Fibroblastenfortsätzen fast vollständig wie von einem Perineurium umhüllt. Markierung: 2 µm

Häufig war ein *endoneurales Ödem* nachweisbar, vielfach in Verbindung mit umfangreichen *Renaut-Körpern* (Tabelle 1). Letztere waren erheblich zahlreicher und größer (Abb. 2c) als bei den Kontrollfällen.

Um relativ viele Faszikel war das *Perineurium* deutlich verdickt (Abb. 4a), am stärksten bei den Fällen, bei denen bekanntermaßen eine operative Behandlung vorausgegangen war (Tabelle 1).

## Diskussion

Die Rr. dorsales der Nn. cervicales 1–6 und Faszikel des N. accessorius zum M. sternocleidomastoideus wurden u.W. in der vorliegenden Untersuchung erstmalig systematisch mit feinstrukturellen Methoden analysiert. Das besondere Interesse galt strukturellen Veränderungen, die für das Krankheitsbild des Torticollis spasmodicus charakteristisch sein könnten.

Als wichtigstes Ergebnis der vorliegenden Untersuchungen ließen sich in mehreren Rr. dorsales beim Vergleich mit den Kontrollnerven 1. Veränderungen im Sinne einer De- und Remyelinisation, 2. vermehrte und vergrößerte Renaut-Körper und 3. verbreiterte perineurale Strukturen, zumeist in Verbindung mit einem endoneuralen Ödem nachweisen. Diese Veränderungen sind vermutlich als Folge einer chronischen Kompression dieser Nerven zu interpretieren. So konnten De- und Remyelinisationsvorgänge experimentell durch kontrollierte Druckapplikation im Tourniquetexperiment [5] ausgelöst werden. Renaut-Körper werden beim Menschen gehäuft an druckexponierten Stellen im Nerven beobachtet (Literatur s. [1]) und sind von Ortman et al. [18] durch „mechanischen Streß" experimentell im N. plantaris lateralis von Ratten innerhalb eines Zeitraums von 6 Wochen reproduziert worden, nachdem diese Ratten in Drahtkäfigen gehalten worden waren; die Kontrolltiere hatten Käfige mit flachen Böden und wiesen keine Veränderungen an diesem Nerven auf. Die Renaut-Körper entwickelten sich an Stellen, an denen in früheren Stadien nur ein offensichtlich druckbedingtes Ödem bestanden hatte. Auch die vielfach beobachtete Verbreiterung des Perineuriums um die untersuchten Rr. dorsales der Zervikalnerven kann als Druckfolge gewertet werden.

Ob dieser wahrscheinlich die pathologischen Veränderungen auslösenden Nervenkompression allerdings zusätzlich eine pathogenetische Bedeutung im Sinne eines Triggereffekts bei der Entstehung des T.s. zugesprochen werden kann, bleibt zu diskutieren. Immerhin gibt es Berichte (Literatur s. [13]), wonach Dystonien nach peripheren Traumen aufgetreten sind. Der Tortikollis bei einem Patienten der vorliegenden Serie (Nr. 1) ist ebenfalls nach einem Trauma, allerdings in Verbindung mit einem Schädel-Hirn-Trauma aufgetreten, wie auch in der Literatur Fälle geschildert werden, bei denen sich der Tortikollis im Anschluß an ein Schädel-Hirn-Trauma entwickelt hatte [11]. Bei dem Patienten Nr. 1 der vorliegenden Serie waren jedoch besonders ausgeprägte Veränderungen zumindest in den Rr. dorsales von C1 und C2 nachweisbar, so daß eine zusätzliche Schädigung dieser Nerven als mögliche Ursache des sich später entwickelnden T.s. nicht ausgeschlossen werden kann.

Andererseits ist zu diskutieren, ob die dystonische Kontraktion der betroffenen Muskeln zu einer sekundären Druckschädigung der untersuchten Rr. dorsales geführt haben kann. Immerhin werden ähnliche Veränderungen wie in den hier untersuchten Nerven bei typischen Kompressionssyndromen beobachtet (endoneurales Ödem, Renaut-Körper, De- und Remyelinisations-, aber auch De- und Regenerationsphänomene) (Literatur s. [14]).

Der T.s. kann, wie auch andere Dystonien (Literatur s. [4]), zahlreiche verschiedene Ursachen haben [6, 12, 19, 20]. In den meisten Fällen wird ein „idiopathischer" T.s. angenommen, dessen Ätiologie unbekannt ist. Dabei wird eine gestörte Funktion zentraler Interneurone innerhalb des Reflexbogens gegenwärtig als pathogenetisch wirksam diskutiert (Literatur s. [16]). Auf ursächliche Zusammenhänge zwischen einem peripher durch Kompression geschädigten Nerven und dem T.s. als Folge einer lokalen Reizwirkung im peripheren Abschnitt des Reflexbogens ist bereits in Zusammenhang mit neurovaskulären Kompressionen und Dekompressionsversuchen hingewiesen worden [6–8, 19, 20, 21]. Allerdings sind die entsprechenden Nerven bisher feinstrukturell noch nicht untersucht worden. Doch ist anzunehmen, daß zumindest bei dem Teil der Patienten, bei denen wir ausgeprägte lokale Nervenschäden nachweisen konnten (bei 15 Fällen in der von uns untersuchten Serie mit 28 Patienten, vgl. Tabelle 1), eine solche Ursache in Frage kommt.

Am häufigsten wird der T.s. gegenwärtig mit lokalen Injektionen von Botulinumtoxin behandelt [9, 22]. Die operative Behandlung des T.s. gewinnt jedoch angesichts der Beobachtung an Bedeutung, daß die vielfach praktizierte, nur vorübergehend wirksame lokale Injektionsbehandlung mit Botulinumtoxin zu vermutlich immunologisch bedingten Komplikationen wie einer Brachialisplexopathie führen kann [10].

## Zusammenfassung


1. Von 28 Patienten mit T.s. zeigten 12 besonders umfangreiche und zahlreiche Renaut-Körper in zumindest einzelnen Rr. dorsales von C1–C6; bei 9 (2mal postoperativ) waren Regenerationszeichen und bei 11 eine ausgeprägte Hypomyelinisation nach offensichtlich vorausgegangener Demyelinisation nachweisbar.
2. In Verbindung mit einem endoneuralen Ödem und Verdickungen des Perineuriums lassen diese Veränderungen u.a. auf eine vorausgegangene Kompression schließen.
3. Ob diese Veränderungen Folge oder Ursache des Tortikollis sind, läßt sich morphologisch nicht entscheiden. Eine periphere Kompressionsneuropathie ist jedoch aufgrund möglicher lokaler Reizwirkungen auf den peripheren Reflexbogen zumindest in einigen Fällen als Triggerfaktor des Tortikollis zu diskutieren.

## Literatur

1. Asbury AK, Johnson PC (1978) Pathology of peripheral nerve, vol 9 in the series: major problems in pathology. Saunders, Philadelphia, pp. 28–31
2. Bertrand C, Molina-Negro P, Bouvier G, Gorczyca W (1987) Observations and analysis of results in 131 cases of spasmodic torticollis after selective denervation. Appl Neurophysiol 50:319–323
3. Bertrand C, Molina-Negro P (1988) Selective peripheral denervation in 111 cases of spasmodic torticollis: rationale and results. In: Fahn S, Marsden CD, Calne DB (eds) Advances in neurology, vol 50: dystonia 2. Raven, New York, pp 637–643
4. Calne DB, Lang AE (1988) Secondary dystonia. In: Fahn S, Marsden CD, Calne DB (eds) Advances in neurology, vol 50: dystonia 2. Raven, New York, pp 9–33
5. Dyck PJ (1969) Experimental hypertrophic neuropathy. Pathogenesis of onion-bulb formations produced by repeated tourniquet applications. Arch Neurol 21:73–95
6. Dyck PJ (1986) Spasmodic torticollis and neurovascular compression. J Neurosurg 64:686–687
7. Freckmann N, Hagenah R, Herrman HD, Muller D (1986a) Bilateral microsurgical lysis of the spinal accessary nerve roots for treatment of spasmodic torticollis. Follow up of 33 cases. Acta Neurochir (Wien) 83:47–53
8. Freckmann W, Hagenah R (1986b) Relationship between the spinal accessary nerve and the posterior root of the first cervical nerve in spasmodic torticollis and common autopsy cases. Zentralbl Neurochir 47:134–138
9. Gelb DJ, Lowenstein DH, Aminoff MJ (1989) Controlled trial of botulinum toxin injections in the treatment of spasmodic torticollis. Neurology (Minneap) 39:80–84
10. Glanzman RL, Gelb DJ, Drury I, Bromberg MB, Truong DD (1990) Brachial plexopathy after botulinum toxin injections. Neurology (Minneap) 40:1143
11. Isaac K, Cohen JA (1989) Post-traumatic torticollis. Neurology (Minneap) 39:1642–43
12. Jahanshahi M, Marion MH, Marsden CD (1990) Natural history of adult-onset idiopathic torticollis. Arch Neurol 47:548–552
13. Jancovic J, van der Linden C (1988) Dystonia and tremor induced by peripheral trauma: predisposing factors. J Neurol Neurosurg Psychiatry 51:1512–19
14. Mackinnon SE, Dellon AL, Hudson AR, Hunter DA (1986) Chronic human nerve compression. A histological assessment. Neuropathol Appl Neurobiol 12:547–565
15. Moore AP, Behan PO, Behan WMH (1986) Lymphocyte subset abnormalities in patients with spasmodic torticollis. Acta Neurol Scand 74:371–378
16. Nakashima K, Rothwell JC, Thompson PD, Day BL, Berardelli A, Agostino R, Artieda J, Papas SM, Obeso JA, Marsden CD (1990) The blink reflex in patients with idiopathic torsion dystonia. Arch Neurol 47:413–416
17. Neophytides AN (1981) Torticollis, spasmodic. In: Handbook of clinical neurology, vol 42. North Holland, Amsterdam, pp 263–265
18. Ortman AJ, Sahenk Z, Mendell JR (1983) The experimental production of Renaut bodies. J Neurol Sci 62:233–241
19. Pagni CA, Naddeo M, Faccani G (1985) Spasmodic torticollis due to neurovascular compression of the 11th nerve. Case report. J Neurosurg 63:789–791
20. Shima F, Fukui M, Matsubara T, Kitamura K (1986) Spasmodic torticollis caused by vascular compression of the spinal accessary root. J Neurosurg 64:686-687
21. Shima F, Fukui M, Kitamura K, Kuramatsu C, Okamura T (1988) Diagnosis and surgical treatment of spasmodic torticollis of 11th nerve origin. Neurosurgery 22:358–363
22. Stell R, Thompson PD, Marsden CD (1989) Botulinum toxin in torticollis. Neurology (Minneap) 39:1403

*Addendum*

Schröder JM, Huffmann B, Braun V, Richter H-P (1992) Spasmodic torticollis: severe compression neuropathy in rami dorsales of cervical nerves C1–6. Acta Neuropathol 84:416–424

ven als mögliche Ursache des sich später entwickelnden T.s. nicht ausgeschlossen werden kann.

Andererseits ist zu diskutieren, ob die dystonische Kontraktion der betroffenen Muskeln zu einer sekundären Druckschädigung der untersuchten Rr. dorsales geführt haben kann. Immerhin werden ähnliche Veränderungen wie in den hier untersuchten Nerven bei typischen Kompressionssyndromen beobachtet (endoneurales Ödem, Renaut-Körper, De- und Remyelinisations-, aber auch De- und Regenerationsphänomene) (Literatur s. [14]).

Der T.s. kann, wie auch andere Dystonien (Literatur s. [4]), zahlreiche verschiedene Ursachen haben [6, 12, 19, 20]. In den meisten Fällen wird ein „idiopathischer" T.s. angenommen, dessen Ätiologie unbekannt ist. Dabei wird eine gestörte Funktion zentraler Interneurone innerhalb des Reflexbogens gegenwärtig als pathogenetisch wirksam diskutiert (Literatur s. [16]). Auf ursächliche Zusammenhänge zwischen einem peripher durch Kompression geschädigten Nerven und dem T.s. als Folge einer lokalen Reizwirkung im peripheren Abschnitt des Reflexbogens ist bereits in Zusammenhang mit neurovaskulären Kompressionen und Dekompressionsversuchen hingewiesen worden [6–8, 19, 20, 21]. Allerdings sind die entsprechenden Nerven bisher feinstrukturell noch nicht untersucht worden. Doch ist anzunehmen, daß zumindest bei dem Teil der Patienten, bei denen wir ausgeprägte lokale Nervenschäden nachweisen konnten (bei 15 Fällen in der von uns untersuchten Serie mit 28 Patienten, vgl. Tabelle 1), eine solche Ursache in Frage kommt.

Am häufigsten wird der T.s. gegenwärtig mit lokalen Injektionen von Botulinumtoxin behandelt [9, 22]. Die operative Behandlung des T.s. gewinnt jedoch angesichts der Beobachtung an Bedeutung, daß die vielfach praktizierte, nur vorübergehend wirksame lokale Injektionsbehandlung mit Botulinumtoxin zu vermutlich immunologisch bedingten Komplikationen wie einer Brachialisplexopathie führen kann [10].

## Zusammenfassung

1. Von 28 Patienten mit T.s. zeigten 12 besonders umfangreiche und zahlreiche Renaut-Körper in zumindest einzelnen Rr. dorsales von C1–C6; bei 9 (2mal postoperativ) waren Regenerationszeichen und bei 11 eine ausgeprägte Hypomyelinisation nach offensichtlich vorausgegangener Demyelinisation nachweisbar.
2. In Verbindung mit einem endoneuralen Ödem und Verdickungen des Perineuriums lassen diese Veränderungen u.a. auf eine vorausgegangene Kompression schließen.
3. Ob diese Veränderungen Folge oder Ursache des Tortikollis sind, läßt sich morphologisch nicht entscheiden. Eine periphere Kompressionsneuropathie ist jedoch aufgrund möglicher lokaler Reizwirkungen auf den peripheren Reflexbogen zumindest in einigen Fällen als Triggerfaktor des Tortikollis zu diskutieren.

# Über den langjährigen Verlauf des Tortikollis, die medikamentöse Therapie und deren Stellenwert im Vergleich zu anderen Therapien

J. C. Aschoff und F. J. Halbgewachs

## Einleitung

Um den Stellenwert einer medikamentösen Therapie bei der Behandlung von Tortikollispatienten zu evaluieren und etwas über die Wirksamkeit medikamentöser Behandlung im Vergleich zu anderen Therapieformen aussagen zu können, haben wir alle in den letzten Jahren bei uns behandelten Tortikollispatienten nachuntersucht und sie nach den subjektiven Erfolgen der unterschiedlichen Therapieverfahren befragt. Dabei mitberücksichtigt werden mußte auch der über Jahre sich abzeichnende Spontanverlauf, auf den wir einschließlich der von uns erfaßten Literaturdaten in der Schlußbetrachtung eingehen.

Durchgeführt wurde die Untersuchung an 30 Patienten der neurologischen Ambulanz der Universität Ulm, bei denen seit Jahren die klinische Diagnose eines Tortikollis besteht. Formen von angeborenem und frühkindlichem Tortikollis wurden nicht berücksichtigt, ebensowenig Neuroleptikabedingte Torsionsdystonien, die gelegentlich als tortikollisähnliche Dyskinesien imponieren.

Besonderen Wert legten wir auf eine möglichst vollständige Erfassung der im Laufe der Jahre verordneten Medikamente, auf die Selbsteinschätzung des Erfolgs der verschiedenen Medikamente durch die Patienten sowie auf die exakte Erfassung der derzeit noch regelmäßig eingenommenen Medikation.

## Ergebnisse

### Demographie

Die Ergebnisse wurden bei 30 Patienten erhoben. 17 davon waren weiblich und 13 männlich, das Durchschnittsalter lag bei 51,8 Jahren (20% unter 40 Jahre, 33% über 60 Jahre).

Die Erstmanifestation zeigt einen Altersgipfel zwischen dem 40. und dem 50. Lebensjahr, die Dauer der Erkrankung bis zum Zeitpunkt der Untersuchung lag im Mittel bei 9,1 Jahren, mit einer Schwankungsbreite von 1 bis 30 Jahren (Abb. 1). 24 Patienten zeigen einen überwiegend horizontal ausgeprägten Tortikollis, 2

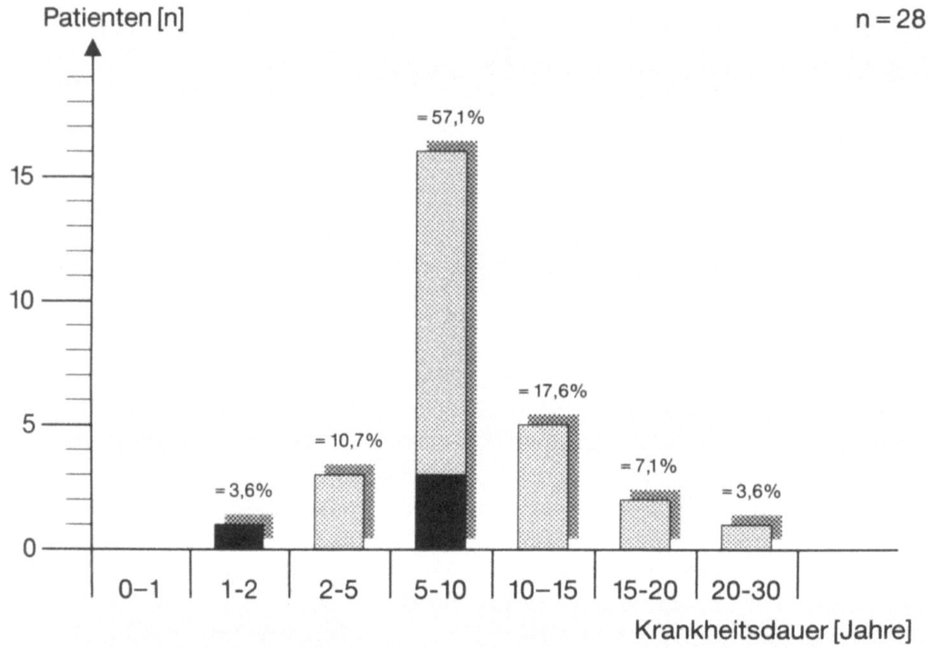


**Abb. 1.** Dauer der Erkrankung (Jahre bei 30 Tortikollispatienten zum Zeitpunkt der Untersuchung). Schwarz unterlegt: Krankheitsdauer der Patienten, die zu diesem Zeitpunkt seit mindestens 5 Jahren subjektiv völlig beschwerdefrei waren

einen Anterokollis und einer einen Retrokollis. 2 Tortikollisformen sind nicht eindeutig einzuordnen.

Eine Ursache bzw. einen Auslöser für ihre Krankheit geben 10 Patienten an. Angeschuldigt werden je 5mal psychische Einwirkungen (Prüfungsstreß, berufliche Überforderung etc.) und 5mal physische Traumen mit Beteiligung des Kopf-Nacken-Bereichs. Hinweise auf familiäre Häufung finden sich nicht, ebensowenig eine erhöhte Inzidenz anderer neurologischer bzw. psychiatrischer Erkrankungen.

## Verlauf

Die Gesamtentwicklung des Tortikollis vom Beginn der Erkrankung bis zum Tag der Nachuntersuchung ist in Abb. 2 dargestellt. Als Kriterium für „Heilung" galt ununterbrochene Beschwerdefreiheit über einen Zeitraum von mehr als 2 Jahren zum Zeitpunkt der Nachuntersuchung. Danach können von unseren 30 Patienten 4 als dauerhaft geheilt gelten; bei 15 Patienten hat sich der Schiefhals wesentlich gebessert, 2 zeigen gleichbleibende Verläufe und bei 8 Patienten hat sich die Krankheit wesentlich verschlechtert. Bei einem Patient schwankt die Ausprägung der Symptomatik so stark, daß er nicht in die oben genannte Gruppe eingeordnet werden kann. Bei den gebesserten Patienten beträgt der Zeitraum, seitdem diese

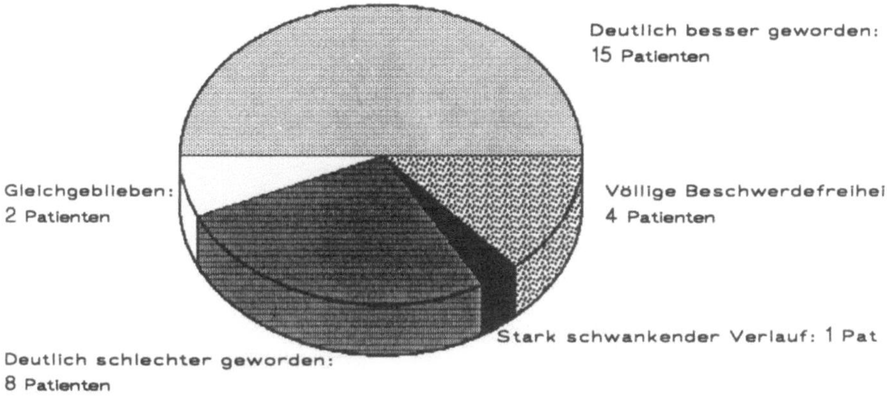


**Abb. 2.** Gesamtentwicklung des Tortikollis vom Beginn der Erkrankung bis zum Zeitpunkt der Untersuchung (grundlegende Tendenz)

Besserung eingetreten ist (mit einer Ausnahme) mehr als 2 Jahre, bei 10 Patienten sogar mehr als 5 Jahre.

Wir fanden keinen Zusammenhang zwischen dem Verlauf der Erkrankung und Kriterien wie Art des Auftretens, Schmerzhaftigkeit im Nacken/Hinterkopfbereich, oder Übergreifen auf weitere Muskelgruppen.

Stattdessen zeigte sich, daß alle 8 Patienten, deren Krankheit aus einzelnen „Episoden" der dystonen Bewegung im Wechsel mit Symptomfreiheit bestand oder besteht, zur Gruppe der geheilten und Gebesserten zählen, während von den Patienten, bei denen der Tortikollis ein Dauerzustand ist oder wurde, nur etwa 50% zu dieser Gruppe gezählt werden können.

## Therapien

Die Vielzahl der zur Verfügung stehenden Therapien wurde von der Mehrzahl unserer Patienten fast vollständig ausgeschöpft. Die mittlere Anzahl durchgeführter unterschiedlicher Therapien beträgt 6 bei einer Gesamtbreite von 0–12; Abb. 3 zeigt die Häufigkeit der einzelnen Therapieformen sowie deren Wirksamkeit.

Medikamentöse Therapien unternahmen insgesamt 24 Patienten. Die Zahl der verordneten Medikamente reicht von 1–15. Hauptsächlich zum Einsatz kamen Benzodiazepine, Neuroleptika und andere antidopaminerg wirksame Substanzen, Anticholinergika, dopaminerge Substanzen und Antidepressiva. Die Vielzahl und Vielfalt der von unseren Patienten erinnerten, gegen ihren Schiefhals verordneten Medikamente zeigt Abb. 4. Die Wirkung all dieser Substanzen beurteilen die Patienten als auf die Dauer unbefriedigend, sowohl im Hinblick einer positiven Wirkung auf den Schiefhals, als auch bezüglich störender Nebenwirkungen. Lediglich in 2 von 24 Fällen wurde durch Medikamente eine entscheidende, wenn auch nicht dauerhafte Besserung erzielt. Die Hälfte der Tortikollispatienten hatte durch

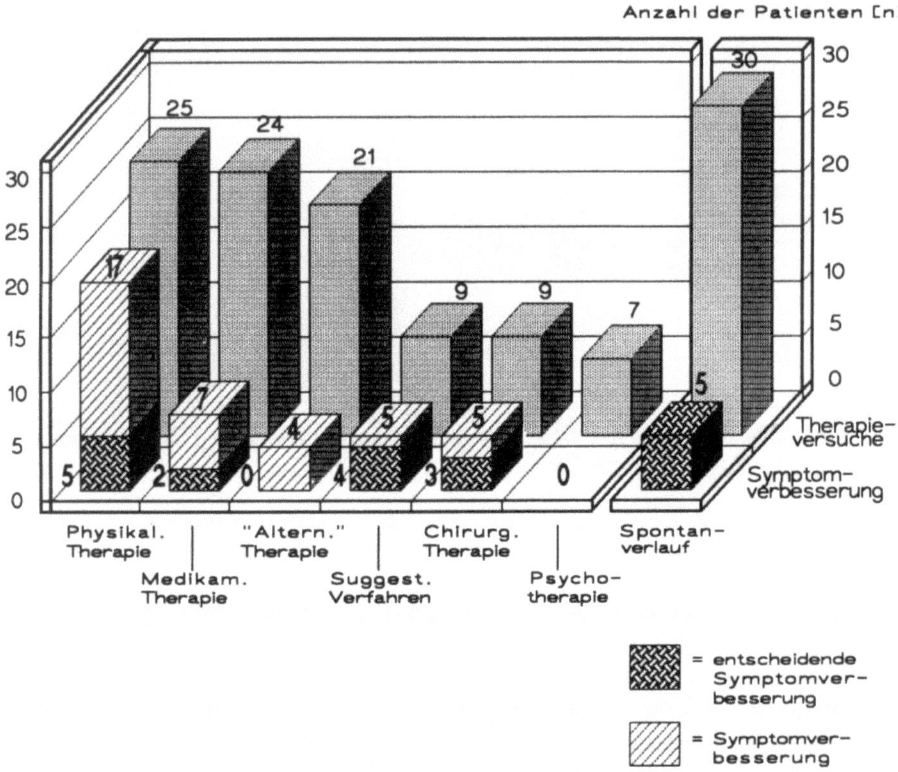


**Abb. 3.** Häufigkeit einzelner Therapieformen bei 30 Tortikollispatienten (*Balken hinten*) und dadurch jeweils erreichte Symptomverbesserung (*Balken vorne*). Vorne dunkel unterlegt: Häufigkeit der von den Patienten als „entscheidend" empfundenen Symptomverbesserung

keine der medikamentösen Therapien eine selbst nur vorübergehende Besserung, geschweige denn Heilung, gefunden.

Chirurgische Therapieverfahren wurden insgesamt 9mal in Anspruch genommen (je 4mal Stereotaxie und selektive Muskeldenervation, 1mal Implantation eines hochzervikalen Stimulators). Immerhin 3 von diesen 9 Patienten verdanken einem dieser Verfahren entscheidende Besserung, wobei jedoch auffällt, daß sich die Stereotaxiepatienten mit einer Ausnahme aufgrund schwerwiegender Nebenwirkungen (Teilparesen, Sprachstörungen, Persönlichkeitsveränderungen) keinesfalls wieder operieren lassen würden.

Botulinumtoxinbehandlung war bei noch keinem unserer Patienten erfolgt.

Weiteste Verbreitung bei sehr guter Wirksamkeit finden in unserer Patientengruppe physikalische Therapien. 17 von 25 Patienten haben dadurch profitiert, bei 5 Patienten bewirkten sie eine entscheidende Besserung. Angewandt wurden verschiedene krankengymnastische Verfahren, Massagen und Fango. Daneben fan-

**A) Neuroleptika (bzw. Dopamin-Rezeptorenblocker):**

| | |
|---|---|
| Haldol | *(Haloperidol)* |
| Atosil | *(Promethazin)* |
| Dogmatil | *(Sulpirid)* |
| Melleril | *(Thioridazin)* |
| Taxilan | *(Dikaliumchlorazepat)* |
| Tiapridex | *(Tiaprid)* |

**B) Antidepressiva:**

| | |
|---|---|
| Noveril | *(Dibenzepin)* |
| Saroten | *(Amitriptylin)* |
| Aponal | *(Doxepin)* |
| Ludiomil | *(Maprotilin)* |
| Limbatril | *(Amitriptylin und Chlordiazepoxid)* |
| Levothym | *(Oxitripten)* |

**C) Benzodiazepine:**

| | |
|---|---|
| Tavor | *(Lorazepam)* |
| Normoc | *(Bromazepam)* |
| Lexotanil | *(Bromazepam)* |
| Valium | *(Diazepam)* |
| Librium | *(Chlordiazepoxid)* |
| Adumbran | *(Oxazepam)* |

**D) »Anti-Parkinson-Mittel:«**

| | |
|---|---|
| Tremarit | *(Metixen)* |
| Artane | *(Trihexphenidyl)* |
| Akineton | *(Biperiden)* |
| L-Dopa | *(Levodopa)* |
| Madopar | *(Levodopa und Decarboxylase-hemmer)* |
| Nacom | *(Levodopa und Decarboxylase-hemmer)* |
| Pk-Merz | *(Amantadinsulfat)* |
| Cogentinol | *(Benzatropin)* |

**E) Muskelrelaxantien:**

| | |
|---|---|
| Musaril | *(Tetrazepam)* |
| Muskel-Trancopal | *(Chlormezan* |
| Traumacut | *(Methocarbamol)* |

**F) Sonstige:**

Helfergin, Akatinol, Causat, Hydergin, Voltaren, Reparil, Hyperforat, Jatroneural, Nitomane

**Abb. 4.** Liste aller von 30 Patienten „erinnerten" Medikamente gegen „Tortikollis", nach klinischen Gesichtspunkten geordnet

den Chiropraktik, Streckung mit der Glisson-Schlinge, Interferenzstromtherapie, Reittherapie und das Tragen einer Zervikalstütze Anwendung.

Psychotherapeutischen Verfahren unterzogen sich 7 unserer 30 Patienten, einmal als Psychoanalyse, in den anderen Fällen als Gesprächstherapie. Eine Veränderung der Tortikollisbeschwerden hierdurch zum Guten oder zum Schlechten wurde von all diesen Patienten verneint.

Andere als die oben genannten Therapien wurden zudem und zusätzlich von 21 Patienten in Anspruch genommen. Soweit es sich dabei um alternative Verfahren wie Akupunktur, Homöopathie, Handauflegungen etc. handelt, blieben all diese Versuche auf Dauer erfolglos. Hingegen brachten suggestive Verfahren wie autogenes Training oder Hypnose für 4 von 9 Patienten eine entscheidende Besserung.

Letztlich trat in 5 Fällen spontan, d.h. ohne ersichtlichen Zusammenhang mit irgendeiner Therapie, eine entscheidende Besserung der Symptomatik ein.

## Psychische und soziale Auswirkungen

Der Ausbruch des Tortikollis stellt für rund zwei Drittel der Patienten ein Ereignis dar, das zu den bedeutendsten Einschnitten in ihrem Leben zählt. Bei 10 Patienten (ein Drittel!) führte der Tortikollis zu dauernder Arbeitsunfähigkeit oder Berentung, 2 Patienten konnten umgeschult werden; immerhin 16 Betroffene üben ihren Beruf weiter uneingeschränkt aus. In Abhängigkeit davon sind wesentliche Unterschiede im Gesamtverlauf feststellbar. 75% der Patienten, für die es primär keine beruflichen Veränderungen gab, sind heute geheilt oder gebessert. In den Gruppen „Umschulung" und „Arbeitsunfähigkeit/Berentung" sind das nur, oder immerhin, 50%.

12 Patienten geben an, ihre Krankheit im Griff zu haben. 9 Patienten haben sich durch sie verbittern lassen und fühlen sich im täglichen Leben durch den Schiefhals beherrscht, bei 6 Patienten wechselt die Einstellung mit der Tagesform. Dementsprechend beträgt das Verhältnis von gebesserten/geheilten Verläufen zu gleichgebliebenen/verschlechterten Verläufen in diesen Gruppen 11:1; 2:7; 3:3. Rückzug aus der Öffentlichkeit und aus sozialen Bindungen findet bei knapp der Hälfte (13) unserer Patienten statt, während sich 11 bewußt *nicht* zurückziehen und 4 ihr soziales Engagement sogar verstärken.

## Diskussion und Schlußfolgerungen

Angesichts der Übereinstimmung unserer anamnestischen und demographischen Daten bei 30 Tortikollispatienten mit den Angaben der Literatur, die Deuschl [18] zusammengefaßt hat, handelt es sich bei den von uns untersuchten Patienten um ein repräsentatives Kollektiv. Im Gegensatz zu vielen Autoren, die von einer psychischen Genese des Schiefhalses ausgehen, finden wir hierfür kaum Hinweise. Dies gilt auch für die Frage nach familiärer Häufung.

Die Frage nach dem Verlauf, auch in Abhängigkeit von der jeweiligen Therapie, und der Ausprägung der individuellen Symptomatik ist in der Vergangenheit unterschiedlich beantwortet worden. Weit verbreitet – und keineswegs zu Unrecht – ist auch heute noch die Auffassung von Herz u. Glaser [23] die Prognose sei „insgesamt eher schlecht". Wie sehr allerdings innerhalb dieser Einschätzung die Angaben über den spontanen Verlauf und die Remissionsfähigkeit schwanken, zeigt die Übersicht auf Abb. 5 (modifiziert nach Marten u. Thomä [31], die zusammengefaßt über 455 Patienten berichtet, von denen knapp 10% im langjährigen Verlauf als geheilt angesehen werden.

Dabei ist zu beachten, daß die Kriterien für die Einteilung der Verläufe von Autor zu Autor verschieden sind. Durch den oftmals stark schwankenden Verlauf der Krankheit mit symptomfreien Intervallen auch längerer Dauer kann sich eine vermeintliche „Heilung" später als lediglich längere Remissionsphase herausstellen.

Unsere Untersuchung ergab bei ca. 60% der Patienten, zumindest subjektiv nach mehrjährigem Verlauf eine grundlegende Verbesserung und in einigen wenigen Fällen sogar völlige Beschwerdefreiheit. Bei der Suche nach verlaufsbestimmenden Faktoren fällt auf, daß alle Patienten mit phasenhaftem Auftreten des Schiefhalses über eine grundlegende Verbesserung ihrer Beschwerden berichten. Demgegenüber konnten Zusammenhänge zwischen Nackenschmerzhaftigkeit, Art des Beginns, Übergang in allgemeine Torsionsdystonie oder Geschlecht der Patienten einerseits und Verlaufstendenz andererseits nicht festgestellt werden. Jahanshahi et al. [24] kommen im Rahmen einer Verlaufsstudie, deren Ansatz dem unserer Arbeit ähnlich ist, zu fast identischen Ergebnissen. Sie können an 72 Patienten keinen Zusammenhang dieser Parameter mit der Prognose des Tortikollis erkennen.

| Autor | Jahr | Zahl der Pat. | Ergebnis | | | | |
|---|---|---|---|---|---|---|---|
| | | | geheilt | besser | gleich | schlechter | schwankend |
| Paterson | 1943 | 17 | **5** | **10** | 2 | – | – |
| Herz/Glaser | 1949 | 43 | **3** | **6** | 34 | – | – |
| Bräutigam | 1954 | 25 | – | – | 20 | 5 | – |
| Mitscherlich | 1971 | 21 | **11** | **7** | 3 | – | – |
| Tibbetts | 1971 | 66 | – | **16** | 32 | 18 | – |
| Couch | 1976 | 30 | – | **7** | 18 | 3 | 2 |
| Matthews | 1978 | 30 | **1** | **10** | 19 | – | – |
| Rentrop/Str. | 1982 | 37 | – | – | 19 | 5 | 13 |
| Fasshauer | 1983 | 26 | **1** | **3** | 10 | 12 | – |
| Jayne | 1984 | 26 | **6** | **4** | ? | ? | ? |
| Naber u.a. | 1986 | 32 | – | **4** | 23 | 2 | 3 |
| Jahanshahi | 1990 | 72 | **8** | **7** | ? | ? | ? |
| Eigene Untersuch. | 1990 | 30 | **4** | **15** | 2 | 8 | 1 |
| **Gesamt:** | | **455** | **39** =8,6% | **89** =19,6% | – | – | – |

**Abb. 5.** Übersicht über die Ergebnisse der jüngeren Literatur zum „spontanen" Verlauf und zur Remissionsfähigkeit des Tortikollis

Die Vielzahl der Behandlungsmöglichkeiten, die interindividuell stark schwankenden Therapieerfolge und die Seltenheit des Krankheitsbildes führen verständlicherweise zu polypragmatischen, überwiegend symptomatischem Vorgehen.

Um jedoch die Wirksamkeit einzelner Therapieformen beurteilen zu können, ist es notwendig, zwischen kurzfristigen Verbesserungen des Leidens und Therapien, die die *entscheidende* Wende brachten, zu unterscheiden. Wir fragten deshalb jeweils vor allem nach jener Therapie, die die Patienten als entscheidend und die sie selbst als am wirkungsvollsten herausgefunden haben. Von 17 geheilten und gebesserten Patienten konnten alle außer 2 Patienten *ein* solches Verfahren benennen (s. Abb. 3 und 6).

Als wirksamste Behandlungsmethode bei gleichzeitig geringsten Nebenwirkungen wurde Physiotherapie, insbesondere Krankengymnastik genannt. Ebensooft tritt die Besserung allerdings auch spontan ein, d.h. nicht als Resultat irgendeiner Therapie. Diese partiellen oder vollständigen „Heilungen durch den Lauf der Zeit" zeigen erneut die Möglichkeit von Spontanremissionen. Gildenberg [22] kommt insofern zum gleichen Ergebnis, als auch er den Verlauf vieler Fälle als von jeder Therapie unbeeinflußt sieht. Er kann darüberhinaus jedoch auch Therapien nur für den jeweiligen Einzelfall als besonders wirksam erkennen und lehnt deshalb allgemeine Aussagen über Therapiewirksamkeiten ab. Jahanshahi et al. finden in 12,5% der Fälle solche spontane Remissionen (eigene Untersuchung:

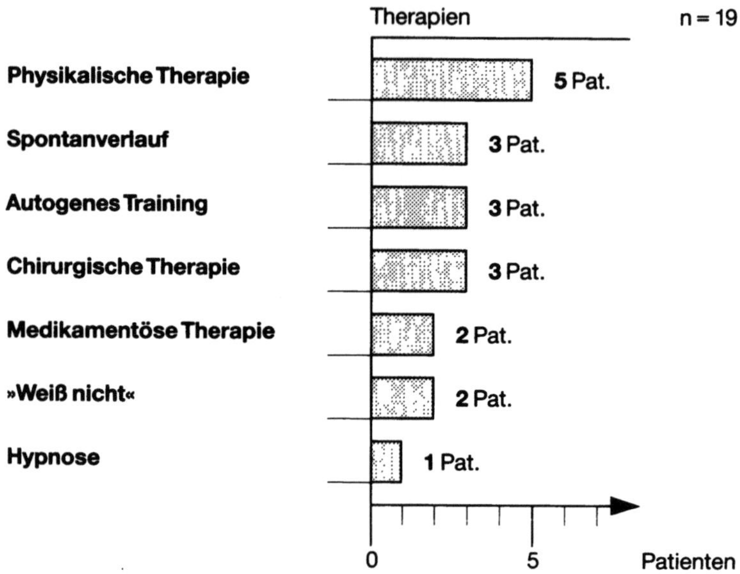


**Abb. 6.** Individuell als herausragend bezeichnete und den Gesamtverlauf des Tortikollis entscheidend beeinflussende Therapieform bei 19 Patienten mit positivem Gesamtverlauf

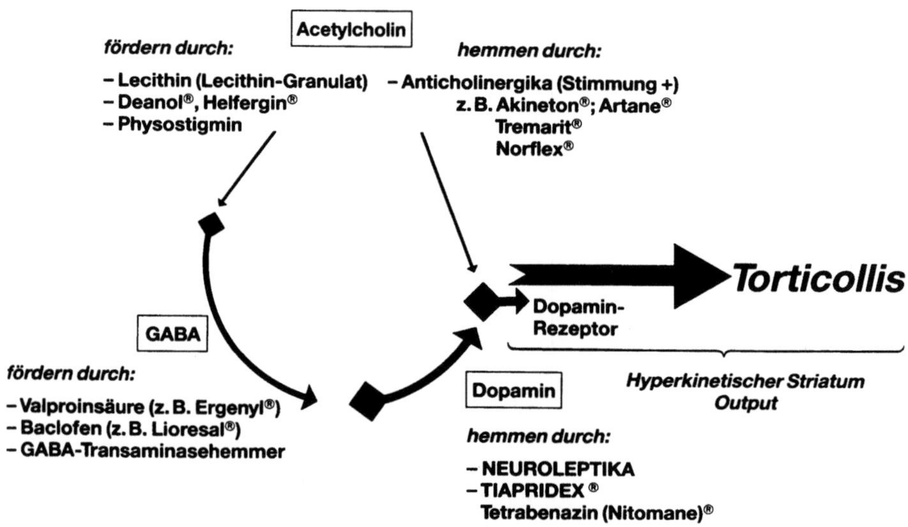


**Abb. 7.** Neurotransmitterregelkreis im Stammganglienbereich und Angriffspunkte medikamentöser Therapien bei hyperkinetischen Bewegungsstörungen (Tortikollis)

19,6%). Die Wahrscheinlichkeit ihres Auftretens scheint dabei in den ersten beiden Krankheitsjahren sowie bei Auftreten des Tortikollis in jüngerem Lebensalter größer zu sein.

## Zum Stellenwert der medikamentösen Therapie

Wenig wirksam, obwohl regelmäßig eingesetzt, und letztlich von allen Patienten im Laufe der Jahre abgelehnt, sind bis heute alle medikamentöse Therapien. Nur 2 Patienten verdanken – zumindest subjektiv – die entscheidende Besserung ihrer Beschwerden letztlich einem Medikament. Dies gilt zumindest für die bisher benutzten Substanzen aus den Gruppen der Neuroleptika, Anticholinergika, Benzodiazepine und Antidepressiva, über deren Vielfalt im „erinnerten" Einsatz Abb. 4 Auskunft gibt.

Voraussetzung einer möglicherweise sinnvollen, wissenschaftlich begründbaren medikamentösen Behandlung hyperkinetischer Bewegungsstörungen und damit auch des Tortikollis erscheint dabei auf jeden Fall die Kenntnis eines, wenn auch vereinfachten, Neurotransmitterregelkreises im Bereich der Stammganglien, also dem zerebralen Ort, in denen nach unseren heutigen Kenntnissen am wahrscheinlichsten der Tortikollis durch eine – wie auch immer geartete – Fehlsteuerung entsteht. Im Regelkreis von Acetylcholin, GABA und Dopamin (Abb. 7) führt ein absolutes und relatives Übergewicht des dopaminergen Zügels zu Hyperkinesen, unter denen der Tortikollis eine der häufigeren Varianten darstellt. Warum es bei einem Patienten zum Tic oder athetotischen Bewegungsstörung und bei einem anderen zum Blepharospasmus oder zum Tortikollis kommt, ist ungeklärt. Doch hier, letztlich am dopaminergen Output aus dem Striatum, müssen direkt oder indirekt wohl alle Medikamente angreifen, wenn sie einen Tortikollis verbessern sollen.

Dabei können die hier wirksamen Neurotransmitter Acetylcholin, GABA und Dopamin direkt durch Eingriff an den für den Transmitterstoffwechsel notwendigen Enzymen, durch Blockierung von Rezeptoren oder indirekt durch Gabe von Präkursoren der Transmitter [5] beeinflußt werden. Da Acetylcholin fördernd auf GABA und GABA hemmend auf dopaminerge Neurone einwirkt, kann das bei hyperkinetischen Bewegungsmustern vorhandene Übergewicht des dopaminergen Zügels durch Acetylcholin-fördernde, durch GABA-fördernde oder durch Dopamin-hemmende Maßnahmen beseitigt werden [14]. Aber auch eine hochdosierte anticholinerge Medikation kann zur Besserung führen [19], und zwar über eine direkte cholinerg-dopaminerge Verbindung.

Eine Kombination mehrerer Maßnahmen ist möglich. Von den auf diesen Regelkreis modulierend einwirkenden Neurotransmittern Serotonin, Glutamat und Substanz P bleiben bei unseren heutigen Therapiebemühungen die beiden letzteren noch unberücksichtigt, hingegen ist über die Veränderung des Serotonins eine Einflußnahme auf Bewegungsstörungen möglich [1].

Der *Acetylcholinzügel* läßt sich durch exogene Zufuhr von Cholin in Form von phosphatidylcholinreichem Lecithin stärken, da Phosphatidylcholin vom Gehirn zum Aufbau von Acetylcholin angenommen wird (speziell Übersichten zu diesem Problem in [5, 16, 41], und durch Anticholinergika (Akineton, Artane) bremsen. Aber auch handelsübliche Medikamente wie Deanol [29] oder Helfergin stärken diesen Neurotransmitterzügel, da diese Substanzen zu einer zerebralen Acetylcholinanreicherung führen. Die Behandlungsergebnisse cholinerger Therapieversuche sind widersprüchlich, bei tardiver Dyskinesie recht gut [2], bei anderen hyperkinetischen Bewegungsstörungen und damit auch beim Tortikollis unbefriedigend [41]. Deutlich besser, in ihrer Gesamtheit aber gleichfalls unbefriedigend und in keiner Weise überzeugend, stellt sich der Einsatz der Anticholinergika dar. Von den 2 der 30 Patienten, die zum Zeitpunkt der Nachuntersuchung noch ein Medikament einnehmen, war das eine ein Anticholinergikum (Akineton), das andere ein Dopaminrezeptorblocker (Tiapridex).

Eine Stärkung des *GABAergen Zügels* [36], der hemmend auf die dopaminergen Neurone einwirkt, gelingt kurzfristig durch den Einsatz von Tranquilizern der Benzodiazepinreihe, die die GABA-Transaminase blockieren und damit mehr GABA bereitstellen [12], aber auch mit spezifischen GABA-Transaminaseblokkern wie etwa Gamma-Vinyl-GABA [17]. Der Effekt verpufft rasch oder ist auch mit Gamma-Vinyl-GABA wenig ausgeprägt. Der Einsatz von Tranquilizern zur Behandlung hyperkinetischer Bewegungsstörungen ist nicht sinnvoll, wenn auch Einzelerfolge mit Chlonazepam (Rivotril) sehr eindrucksvoll sind [49]. Auch die Valproinsäure (Übersicht über die Biochemie bei Chapman et al. [9], bekannt als Antiepileptikum, fördert den GABA-Zügel. Zunehmend werden positive Ergebnisse in der Behandlung hyperkinetischer Bewegungsmuster mit Valproat berichtet (Chandra et al. [8] bei Choreoathetose; Przuntek [39] bei beginnender Chorea Huntington bis 1800 mg/Tag; Friis et al. [21] und Lenton et al. [30] bei Hemi-Ballismus; McLachlan [33] bei Chorea Sydenham). Palfreyman et al. [36] halten den Einsatz von GABA-Transaminaseblockern speziell bei tardiver Dyskinesie und bei Chorea Huntington für sinnvoll. Einen erstaunlich guten und andauernden Therapieerfolg beim Tortikollis berichtet Sandyk [42] durch die kombinierte Gabe von Baclofen 3mal 20 mg und Valproat 3mal 800 mg. Ebenfalls GABA-erg wirkt wohl Isoniazid (12–20 mg/kg/Tag), das in der Hyperkinesenbehandlung vereinzelt und mit wechselndem Erfolgt eingesetzt wird [38, 45], aber trotz nachgewiesenem GABA-Anstieg im Liquor auch ohne Einfluß auf choreatische Bewegungsstörungen bleiben kann [48].

Den bisher genannten Möglichkeiten, in das Neurotransmittergleichgewicht einzugreifen, jedoch überlegen ist der direkte Eingriff am *dopaminergen Zügel* durch Blockierung postsynaptischer Dopaminrezeptoren. Hierzu sind alle Neuroleptika in der Lager, aber auch Dopaminrezeptorenblocker ohne neuroleptische Potenz wie das Tiapridex [3]. Neuroleptika entfalten aber auf Dauer ihre bekannten unerwünschten Nebenwirkungen (mögliches Auftreten einer tardiven Dyskinesie) und sind somit letztlich kontraproduktiv hinsichtlich günstiger Auswirkungen auf eine extrapyramidale Tortikollissymptomatik.

Die medikamentöse Therapie hyperkinetischer Bewegungsstörungen und damit auch des Tortikollis, hervorgerufen durch ein Überwiegen des dopaminergen Systems läßt sich daher so zusammenfassen, daß eine günstige Wirkung ohne langfristige unerwünschte Nebenwirkungen theoretisch sinnvoll und klinisch möglich, aber praktisch ohne durchschlagenden Erfolg ist. Wenn Medikamente versuchsweise eingesetzt werden, sind Tiapride [11], gelegentlich und nur in Ausnahmefällen auch Neuroleptika die Mittel der Wahl; eine Kombination mit Anticholinergika wie auch mit Acetylcholin fördernden und GABA-fördernden Substanzen ist möglich. Bei der Mehrzahl der Tortikollispatienten wird man aber unbefriedigende oder nur kurzdauernde, und nur gelegentlich im Einzelfall, dann aber auch selten einmal frappante Therapieerfolge erzielen.

Erfahrungen mit dem relativ neuen Verfahren der lokalen Injektion von Botulinum Toxin A, wie es u.a. von Jancovic u. Orman [26] und Stell et al. [44] beschrieben wurde, lagen bei unseren Patienten zum Untersuchungszeitpunkt nicht vor, so daß ein Vergleich zu den peroralen medikamentösen Therapien nicht möglich ist.

## Schlußbewertung

Der Tortikollis ist eine Krankheit, die schwerwiegende Veränderungen im privaten und beruflichen Bereich mit sich bringen kann und zu erheblichen Auswirkungen auf die Psyche und das Erleben der betroffenen Patienten führt. Die Folge davon sind Veränderungen der Persönlichkeit, die, wie die meisten Autoren bestätigen, als Prozesse sekundärer Neurotisierung zu werten sind. Naber et al. [35] nennen dies die „Reaktion auf eine chronische, meist therapierefraktäre und sozial äußerst behindernde Erkrankung". Wie diese sekundäre Neurotisierung ausfällt und ob sie überhaupt stattfindet, hängt nach unseren Ergebnissen wesentlich von den individuellen Bewältigungsmöglichkeiten und -strategien ab (s. auch [10, 43]). Patienten, die einen Weg gefunden haben, mit ihrer Krankheit umzugehen, zeichnen sich durch insgesamt positive Lebenseinstellung, innere Zufriedenheit und die Vermeidung sozialer Rückzugstendenzen aus. Sie zeigen in der Mehrzahl der untersuchten Fälle geheilte und gebesserte Verläufe. Zu diesem Ergebnis kommt auch Witzmann 1984 im Rahmen einer Nachuntersuchung mit Schwerpunkt psychischer und sozialer Momente bei 21 Tortikollispatienten. Demgegenüber sind Patienten, die sich passiv von ihrer Umgebung zurückziehen und dem Schiefhals eher pessimistisch gegenüberstehen, durch das Fehlen einer Bewältigungsstrategie und insgesamt schlechtere Verläufe gekennzeichnet. Wie schon Rentrop u. Straschill [40] vermuten, bestimmen also wohl auch persönlichkeitsspezifische Momente die Verlaufsform eines Tortikollis. Hier bietet sich ein Ansatz für die Psychotherapie, das Selbstvertrauen der Patienten zu stärken und über den Abbau psychosozialer Ängste stützend einzugreifen.

Die Werte der Selbstbeurteilungsskalen bestätigen diese Befunde. Tortikolliskranke unserer Untersuchung unterscheiden sich in ihrem psychischen Allgemeinbefinden nicht von Gesunden, sind jedoch stark durch *körperliche* Beschwerden beeinträchtigt. Damit entspricht der Tortikollis in dieser Beziehung anderen organisch bedingten Krankheiten, etwa der multiplen Sklerose, für die Aschoff u. Braitinger [4] ähnliche Befindlichkeits- und Beschwerdenwerte gefunden hat.

Auch Naber et al. [35], der mit Testverfahren wie dem MMPI (Minnesota Multiphasic Personality Inventory) Tortikolliskranke und Morbus-Parkinson-Patienten vergleicht, kommt zu diesem Schluß.

Eine *Therapieempfehlung* für die Behandlung der Torticollis spasmodicus könnte zusammengefaßt aufgrund unserer Ergebnisse daher folgendermaßen aussehen:

- Zu Beginn krankengymnastische Behandlung nach der individuell wirksamsten Methoden (ausprobieren);
- *gleichzeitig* autogenes Training und/oder Hypnose;
- medikamentöse Therapien bei Versagen von Krankengymnastik und suggestiven Maßnahmen, mit der Möglichkeit kurzfristiger Linderung, aber ohne wesentliche Aussicht auf dauerhafte Erfolge;
- chirurgische Therapie erst bei erheblicher Behinderung. Dabei sollte die selektive Denervation der Stereotaxie eindeutig vorgezogen werden;
- psychotherapeutische Hilfe zum Erlernen von Bewältigungsstrategien ist frühzeitig indiziert; eine „kausale" Behandlung der Tortikollissymptomatik ist nicht zu erwarten.

## Literatur


1. Anderson JL (1983) Serotonin receptor changes after chronic antidepressant treatments: ligand binding, electrophysiological and behavioral studies. Life Sci 32:1791–1801
2. Ansell GB (1981) The biochemical background to tardive dyskinesia. Neuropharmacology 20:311–317
3. Aschoff JC (1982) (Hrsg) Die Therapie extrapyramidal-motorischer Erkrankungen. Schattauer, Stuttgart
4. Aschoff JC, Braitinger S (1986) Die Veränderungen von subjektiver Befindlichkeit und körperlichen Beschwerden bei Multipler Sklerose im Rahmen einer mehrwöchigen stationären Therapie. Nervenarzt 57:287–292
5. Barbeau A, Growdon RJ, Wurtman RJ (1979) (eds) Nutrition and brain, vol 5. Raven, New York
6. Bertrand C, Molina-Negro P, Bouvier G, Gorczyca W (1987) Observations and analysis of results in 131 cases of spasmodicus torticollis after selective denervation. Appl Neurophysiol 50:319–323
7. Bräutigam W (1954) Grundlagen und Erscheinungsweisen des Tortikollis spastikus. Verlaufsuntersuchungen bei 25 Kranken. Nervenarzt 25:451–462
8. Chandra V, Spunkt A, Rusinowitz M (1983) Treatment of posttraumatic choreoathetosis with sodium valproate. J Neurol Neurosurg Psychiatry 46:965
9. Chapman A, Deane PE, Meldrum BS, Simaind J, Vernieres JC (1982) Mechanism of anticonvulsant action of valproate. Prog Neurobiol 19:315–359
10. Choppy-Jacolin M, Ferrey G, Demaria C (1977) A psychometric study of 34 patients afflicted with spasmodic torticollis. Acta Neurol Scand 55:483–492
11. Claus D, Aschoff JC (1979) Behandlung extrapyramidaler Bewegungsstörungen mit Tiaprid. Arch Psychiatr Nervenkr 227:151–158
12. Costa E, Guidotti A, Mao CC (1976) In: Tower DB (ed) GABA in nervous systems function. A GABA hypothesis for the action of benzodiazepines. Raven, New York 413–426

13. Costall B, Nylor RJ (1977) Demonstration neuropharmacologique de léffect antidyskinetique du tiapride. Semin Hop Paris 53:72–76
14. Costall B, Nylor RJ, Owen RT (1978) Gaba-minergic and serotonergic modulation of the antidyskinetic effects of tiapride and oxiperomide in the model using 2-(N,N-dipropyl) amino-5,6-dihydroxytetralin. Eur J Pharmacol 49:407–413
15. Couch JR (1976) Dystonia and tremor in spasmodic torticollis. Adv Neurol 14:245–258
16. David KL, Berger PA (1979) (eds) Brain acetylcholin and neuropsychiatric disease. Plenum Press, New York
17. Desmet Y, Mear JY, Tell G, Schechter PH, Lhermitte F (1983) Effect of gamma-vinyl GABA in Friedreich's ataxia. Can J Neurol Sci 9:171–173
18. Deuschl G (1989) Der idiopathische Torticollis spasmodicus; eine fokale Dystonie. Nervenarzt 7:377–385
19. Fahn S (1983) High dosage anticholinergic therapy in dystonia. Neurology 33:1255–1261
20. Fasshauer K (1983) Klinische und elektromyographische Verlaufsuntersuchungen bei Torticollis spasmodicus. Nervenarzt 54:535–539
21. Friis T, Christensen TR, Gerlach J (1983) Sodium valproate and biperidin in neuroleptic-induced akathisia, parkinsonism and hyperkinesia. Acta Psychiatr Scand 67:178–187
22. Gildenberg PL (1981) Comprehensive management of spasmodic torticollis. Appl Neurophysiol 44:233–243
23. Herz E, Glaser GH (1949) Spasmodic torticollis. II. clinical evaluation. Arch Neurol Psychiatry 61:227–239
24. Jahanshahi M, Marion MH, Marsden D (1990) Natural history of adult-onset idiopathic torticollis. Arch Neurol 47:548–552
25. Jankovic J (1982) Treatment of hyperkinetic movement disorders with Tetrabenazine: a double-blind crossover study. Ann Neurol 11:31–37
26. Jankovic J, Orman J (1987) Botulinum A toxin for cranial-cervical dystonia: a double-blind placebo-controlled study. Neurology 37:616–623
27. Jayne D, Lees AJ, Stern GM (1984) Remission in spasmodic torticollis. J Neurol Neurosurg Psychiatry 47:1236–1237
28. Kocher R (1981) Behandlung von Dyskinesien mit Tiapridex. MMW 1017
29. Kocher R, Hobi V, Lindner M, Studer K (1980) Zur Therapie mit Dimethylaminoäthanol (Deanol) bei Neuroleptika-induzierten Spätdyskinesien. Schweiz Arch Neurol Neurochir Psychiatr 126:452–454
30. Lenton RJ, Copti M, Smith RG (1981) Hemiballism treated with sodium valproate. Br Med J (Clin Res) 283:17– 18
31. Marten RF, Thomä H (1988) Zu Entstehung und Verlauf des Torticollis spastikus. Fundam Psychiatr 4:283–291
32. Matthews WB, Beasley P, Parry-Jones W, Garland G (1978) Spasmodic torticollis: a combined clinical study. J Neurol Neurosurg Psychiatry 41:485–492
33. McLachlan RS (1981) Valproic acid in Sydenham's chorea. Br Med J (Clin Res) 283:274–275
34. Mitscherlich M (1971) Zur Psychoanalyse des Torticollis spastikus. Nervenarzt 42:420–426
35. Naber D, Weinberger DR, Bullinger M, Polsby M, Chase TN (1986) Torticollis spasmodicus. Eine Untersuchung zur Symptomatik, Verlauf, Familienanamnese und Psychopathologie. Nervenarzt 57:238–243
36. Palfreyman MG, Schechter PJ, Buckett WR, Tell GP, Koch-Weser J (1981) The pharmacology of GABA-transaminase inhibitors. Biochem Pharmacol 30:817–824
37. Paterson RM, Little SC (1943) Spasmodic torticollis. J Nerv Dis 98:571–599
38. Perry TL, Wright JM, Hansen S, Baker S, Thomas SM, Allan BM, Baird PA, Biewold PA (1982) A double-blind clinical trial of isoniazid in Huntigton chorea. Neurology 32:354–358

39. Przuntek H (1982) Überlegungen zur Pathogenese und Behandlung der Chorea major. In: Aschoff JC (Hrsg) Die Therapie extrapyramidal-motorischer Erkrankungen. Schattauer, Stuttgart New York S 27–33
40. Rentrop E, Straschill M (1982) Verlaufsformen des idiopathischen Torticollis spasmodicus. Akt Neurol 9:150–154
41. Rosenberg GS, Davis KL (1982) The use of cholinergic drugs in neuropsychiatric diseases. Am J Clin Nutr 36:709–720
42. Sandyk R (1984) Beneficial effect of Sodium valproate and in spasmodic torticollis. S Afr Med J 65:62–63
43. Schulze A, Stephan P (1987) Psychopathologische Symptomatik bei Torticollis spasmodicus. Psychiatr Neurol Med Psychol 39:735–743
44. Stell R, Thompson PD, Marsden CD (1988) Botulinum toxin in spasmodic torticollis. J Neurol Neurosurg Psychiatry 51:920–923
45. Stober T, Anstätt T, Schimrigk K (1983) Erfolgreiche Isoniazid-Therapie bei athetotischem Syndrom. Nervenarzt 54:658–659
46. Tibbets RW (1971) Spasmodic torticollis. J Psychosom Res 15:461–469
47. Witzmann A, Quatember R, Valencak E, Grunert V (1984) Neuropsychologische Aspekte des Torticollis spastikus. Wien Med Wochenschr 134:45–48
48. Yamamoto M, Otsaki S, Kuroda H, Ogawa N (1983) Isoniazid effects on choreiform movement and on GABA, HVA and 5-HIAA in CSF. Acta Neurol Scand 67:124–127
49. Yung C, Case Y (1983) Case vignettes of movement disorders. Brain Res Bull 11:191–194

# Botulinumtoxin A in der Behandlung der zervikalen Dystonien

R. Benecke

## Propädeutik

### Ein Gift wird zum Medikament

Bis zum Jahre 1980, als Allan B. Scott [21] erstmals über den schier unglaublichen klinischen Einsatz von Botulinumtoxin A zur Behandlung des Strabismus berichtete, konzentrierte sich das wissenschaftliche Interesse auf die Pathophysiologie und den Wirkungsmechanismus dieses Toxins. Stimulus und Motivation für diese Untersuchungen waren die Berichte und Erfahrungen über die verheerenden Erkrankungen, die durch Botulinumtoxine ausgelöst werden können.

Ausgangspunkt der inzwischen weitverbreiteten Behandlung von fokalen Dystonien und dem Hemispasmus facialis war das Bestreben des Ophthalmologen Dr. A. B. Scott, durch chemische Denervierung oder partielle Schädigung extraokulärer Muskeln eine Positionskorrektur der Augen bei Strabismen zu erreichen. Erste Untersuchungen in diese Richtung wurden an Affen durchgeführt und bereits 1973 publiziert [22]. Neben Botulinumtoxin wurde das Schlangengift Alpha-Bungarotoxin und auch reiner Alkohol getestet. Die ersten Erfahrungen mit dieser Behandlungsform zeigten, daß Botulinumtoxin den theoretisch formulierten Erfordernissen sehr nahe kam. Die lokale Injektion von Botulinumtoxin in einen extraokulären Muskel führte zu einer relativ selektiven Parese in dem behandelten Muskel, die sich langsam über 8–10 Wochen zurückbildete. Die Injektionen führten nicht zu lokalen Entzündungen oder autoimmunologischen Reaktionen. Weiterhin war die Injektion wiederholbar. Auch wurde beobachtet, daß nach mehrfachen Injektionen ein bleibender Effekt zu erzielen war. Ein wesentlicher Nachteil der Behandlung mit Botulinumtoxin bei Patienten mit Strabismus war die Tatsache, daß die Parese der Zielmuskeln nicht ausreichend exakt vorhersehbar war, um eine jeweils adäquate Positionskorrektur der Augäpfel zu gewährleisten.

Während zwischenzeitlich die Behandlung mit Botulinumtoxin bei Patienten mit Strabismus nur noch eine geringe Rolle spielt, haben die davon abgeleiteten Indikationen im Falle der fokalen Dystonien und des Hemispasmus facialis eine ständige Erweiterung erfahren. Zwischenzeitlich liegen umfangreiche Dokumentationen über den Einsatz von Botulinumtoxin A unter Einschluß der exakten Beschreibung von Dosiswirkungsbeziehungen und Nebenwirkungsraten vor, so daß der Einsatz von lokalen Injektionen mit Botulinumtoxin einen festen Platz bei der

Behandlung des Blepharospasmus [3, 7, 8, 12], des Hemispasmus facialis [6, 16, 20] und des Tortikollis [3, 12, 22] eingenommen hat. Die Behandlung mit Botulinumtoxin bei fokalen Dystonien hat sich auch deshalb durchsetzen können, weil befriedigende medikamentöse Therapien nur bei wenigen Patienten eine signifikante Besserung induzieren und andererseits auch mit einer hohen Nebenwirkungsrate behaftet sind [15].

Ungeachtet pathogenetischer Subklassifikationen wird der Torticollis spasmodicus aus neurologischer Sicht heute allgemein als fokale Dystonie interpretiert. Der Tortikollis ist innerhalb dieser Erkrankungen wahrscheinlich die häufigste fokale Dystonie. Die Inzidenz der Erkrankung wurde in einer Studie mit 1,1:100000 berechnet [17].

Auf dem Boden eigener Erfahrungen an mehr als 300 Patienten mit Torticollis spasmodicus und der Durchführung von mehr als 1000 Injektionsbehandlungen hat sich bestätigt, daß die Behandlung mit Botulinumtoxin Therapie erster Wahl bei diesen Patienten ist. Vor einer Darlegung der klinischen Ergebnisse sollen die wichtigsten Erkenntnisse zum Wirkungsmechanismus von Botulinumtoxin vorangestellt werden.

## Botulinumtoxine und Darreichungsformen

Botulinumtoxine sind Exotoxine des Chlostridium botulinum, einem grampositiven anaeroben Sporenbildner, die unter definierten Bedingungen (pH > 4,5 proteinreiches Nährmedium, Temperatur geringer als 40 °C) gebildet werden. Während die vegetative Form von Chlostridium botulinum, die allein zur Bildung von Botulinumtoxinen fähig ist, relativ empfindlich auf Umwelteinflüsse reagiert, ist die Sporenform außerordentlich resistent und findet sich mit weltweiter Verbreitung im Erdreich und im Wasser. Botulinumtoxine sind zweikettige Proteine mit einem Molekulargewicht von ca. 150000 Dalton [19] (s. Abb. 1), die durch die proteolytischen Fermente des menschlichen Magen-Darm-Trakts nicht angegriffen werden. Neben Hitze (Zerstörung durch 100 °C über mindestens 5 min; [9]) führt ein alkalisches Milieu und Lichtexposition zu einem raschen Zerfall des Toxins [25]. Immunologisch können 8 verschiedene Typen unterschieden werden (A, B, C1, C2, D, E, F und G; [19]). Von diesen Toxinen sind mit unterschiedlicher regionaler Häufigkeit vor allen Dingen die Typen A, B und E, in seltenen Fällen auch die Typen F und G bei Erkrankungen des Menschen isoliert worden [9]. Die Typen C und D, gelegentlich auch die Typen A, B und E, können Erkrankungen bei praktisch allen Vertebraten hervorrufen [19].

Zur Behandlung der fokalen Dystonien bzw. des Torticollis spasmodicus wird Botulinumtoxin A verwendet, das ein Molekulargewicht von 140000–150000 Dalton hat. Die beiden Protein-Ketten sind durch Disulfidbrücken miteinander verbunden.

Botulinumtoxin A kann über 2 verschiedene Hersteller bezogen werden. Das englische Präparat (Dysport) wird von der Firma Porton Down vertrieben, das amerikanische Präparat (Oculinum) wird von der Firma Smith Kettlewell, Insti-

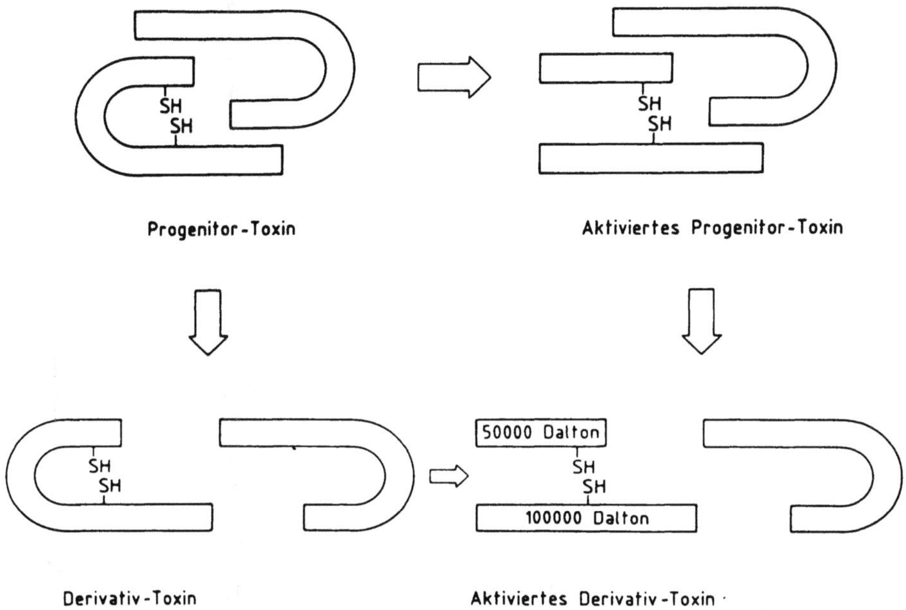


**Abb. 1.** Struktur der Botulinumtoxine. Das aktivierte Derivativtoxin besteht aus einer leichten und einer schweren Proteinkette, die über eine SH-Brücke miteinander in Verbindung stehen. Das aktivierte Derivativtoxin bildet sich aus Progenitortoxin über 2 Zwischenformen. (Nach Sakaguchi et al. [18])

tute of Visual Sciences in San Franzisko, vertrieben. Bei dem Toxin englischer Herkunft ist das Botulinumtoxin an ein Humanalbumin gebunden und liegt als gefriergetrocknetes Filtrationsprodukt von Chlostridium botulinum-Kulturen vor, das bei 2 °C bis 8 °C bis zu 3 Jahren gelagert werden kann. Bei dem amerikanischen Präparat handelt es sich um kristallines, vakuumverpacktes, lyophilisiertes Toxin. Beide Produkte müssen vor dem klinischen Gebrauch mit isotoner Kochsalzlösung rekonstituiert und auf die gewünschte Verdünnung gebracht werden. Nach der Rekonstitution muß das Toxin am besten innerhalb der 1. Stunde, jedoch spätestens nach 6 h zur klinischen Anwendung gebracht werden, bei späterer Anwendung ist eine volle biologische Aktivität nicht mehr gegeben. Um eine Vergleichbarkeit von Botulinumtoxinprodukten der verschiedenen Hersteller zu ermöglichen, ist vorgeschlagen worden, Dosisangaben auf „mouse-units" (MU) zu beziehen. 1 MU entspricht dabei der Toxinmenge, die bei intraperitonealer Injektion bei 50% einer Gruppe von weiblichen 18–20 g schweren Swiss-Webster-Mäusen zum Tode führt (Mouse LD 50).

Bei der Behandlung des eigenen Patientengutes wurde das englische Präparat eingesetzt. Die Ampullen des PHLS Laboratory Porton Down, England, enthalten 50 ng Botulinumtoxin-A-Hämagglutininkomplex bzw. 8 ng reines Neurotoxin. Diese Menge wurde entweder in 10 ml oder 5 ml 0,09%iger Kochsalzlösung aufgelöst. In den letzten 2 Jahren wurden ausschließlich höher konzentrierte Lösungen hergestellt, da im Vergleich zu den weniger konzentrierten Lösungen mit der notwendigen Gabe höherer Volumina eine höhere Nebenwirkungsrate gefunden wurde (s. Ergebnisse).

## Zum Wirkungsmechanismus von Botulinumtoxin A

Die besondere Wirkung von Botulinumtoxinen auf periphere cholinerge Synapsen ist schon seit langem aufgrund der spezifischen Symptomatologie beim Botulismus bekannt. Der Name „Botulismus" leitet sich von dem lateinischen Wort „botulus" (Wurst) ab, da schon in den letzten Jahrhunderten beobachtet wurde, daß der Botulismus in Zusammenhang mit dem Genuß verdorbener Blutwurst auftrat. Entsprechend dem jeweiligen Aquisitionsweg können 3 typische Formen des Botulismus unterschieden werden. Mit Abstand am häufigsten kommt es zum Lebensmittelbotulismus infolge einer Verunreinigung mit Chlostridium botulinum bzw. Botulinumtoxin. Seltener ist der Wundbotulismus, bei dem Sporen von Chlostridium botulinum in offene Wunden gelangen, in der sie sich unter Luftabschluß in vegetative Formen umwandeln und dann Toxine produzieren können. Die 3. Form des Botulismus ist der sog. Säuglingsbotulismus, bei dem es zu einer Vermehrung von Chlostridien im Gastrointestinaltrakt, zu einer Produktion von Toxinen und zu einer Resorption in die Blutbahn kommt. Das Phänomen der gastrointestinalen Vermehrung von Chlostridien wird nur bei Säuglingen bis zum 6. Lebensmonat beobachtet, offensichtlich ist eine Unreife der Darmphysiologie oder -bakteriologie für dieses Phänomen, das bei Erwachsenen niemals auftritt, verantwortlich [1].

Die klinischen Charakteristika einer Vergiftung mit Botulinumtoxinen sind rasch progrediente, schlaffe Lähmungen, auch im Bereich der äußeren und inneren Augenmuskeln (Doppelbilder, Verschwommensehen, Ptose, erweiterte lichtstarre Pupillen), gastrointestinale Symptome (Dysphagie, Übelkeit, Erbrechen, Bauchkrämpfe, Mundtrockenkeit) und Atemstörungen. Die Symptome ergeben sich aus der spezifischen Störung der Freisetzung von Azetylcholin an der motorischen Endplatte sowie an cholinergen Synapsen des sympathischen Nervensystems. Darüber hinaus konnte gezeigt werden, daß Botulinumtoxine auch eine Störung adrenerger und noradrenerger Systeme induzieren können [13]. Hinweise für eine Störung zentraler cholinerger Synapsen ergeben sich klinisch und tierexperimentell [2, 11] nicht, obwohl ein retrograder axonaler Transport in den Motoneuronaxonen [24] bis hin zu Anreicherung im Rückenmark nachgewiesen wurde [24]. Offensichtlich verliert das Toxin während des retrograden axonalen Transports seine biologische Aktivität.

Von besonderem Interesse ist die Wirkung von Botulinumtoxin A nach lokaler Injektion in einen Muskel, eine Situation, die auch bei intramuskulärer Injektion von Botulinumtoxin A zur Behandlung des Torticollis spasmodicus vorliegt. Man kann davon ausgehen, daß das Botulinumtoxinmolekül Kettenanteile enthält, die unterschiedliche biologische Funktionen bei der Bindung, beim transmembranalen Transport und bei der Inhibition der Azetylcholinfreisetzung haben. Botulinumtoxine binden spezifisch an die extrazelluläre Oberfläche der Plasmamembran von motorischen Axonen insbesondere im Bereich der distalen unmyelinisierten Anteile. Es wird das Vorhandensein spezifischer Akzeptoren postuliert, ohne daß die genaue Struktur im einzelnen bekannt ist. Es wird angenommen, daß die schwere Kette des Botulinumtoxins für die Bindung an diesen Akzeptor verantwortlich ist. Der nächste Wirkungsschritt des Botulinumtoxins ist die Aufnahme in die Plasmamembran. Offensichtlich erfolgt zunächst eine rezeptorvermittelte Endozytose und dann eine pH-abhängige Membranpassage. Der letzte Wirkungsschritt, der die eigentliche Toxizität des Botulinumtoxins bestimmt, ist die spezifische Hemmung der Azetylcholinfreisetzung. Der genaue Mechanismus, der zu einer Inhibition der Transmitterausschüttung führt, ist nicht bekannt. Es wird spekuliert, daß ein bestimmtes Kompartiment des Toxins mit einem Enzym interagiert, das von entscheidender Bedeutung für die Transmitterfreisetzung ist.

Die Kaskade der beschriebenen Wirkungsschritte führt im Gefolge zu einer chemischen Denervierung des Muskels mit Entwicklung einer Muskelatrophie, zunächst ohne Axonreaktion. Erst nach einer Latenz von etwa 7 Tagen kommt es zu einer reaktiven Synthese von neuen Azetylcholinrezeptoren und zu einer kollateralen Aussprossung von Axonen, die zu einer Reinnervation partiell auch in polyneuraler Form von Muskelfasern führt. Diese reparatorischen Vorgänge führen dazu, daß trotz irreversibler Blockade der Azetylcholinausschüttung der atrophisierende und paretische Effekt kompensiert wird und dosisabhängig nach 2–3 Monaten der injizierte Muskel nahezu seine volle Kraft zurückgewinnt, so daß eine Reinjektion erforderlich wird.

Elektrophysiologische Untersuchungen konnten zeigen, daß Botulinumtoxin A nicht das Nervenaktionspotential verändert [4] und auch der spannungsabhängige Kalziumkanal nicht blockiert wird [5, 10]. Als Folge der Inhibition der Transmitterausschüttung kommt es zu einer progressiven Reduktion der Endplattenpotentiale und der spontan induzierten Miniaturendplattenpotentiale.

## Eigene Erfahrungen bei der Therapie des Tortikollis mit Botulinumtoxin A

### Patientengut

Es soll im folgenden über die Erfahrungen bei der Behandlung von 259 Patienten berichtet werden, die in den Jahren 1987–1989 nach einheitlichen diagnostischen und therapeutischen Strategien betreut wurden. Das diagnostische und therapeutische Vorgehen war zuvor in einer einjährigen Vorlaufphase mit Erprobung unterschiedlicher Dosierungen und Lösungsvolumina erarbeitet worden. An kleineren Patientengruppen wurden in der Beobachtungszeit von 1987–1989 methodische Detailfragen parallel analysiert. Abbildung 2 zeigt die Altersverteilung des Patientengutes, die Majorität der Patienten (160 Patienten) war bei Eintritt in die Behandlung zwischen 40 und 60 Jahren alt. Bei 230 Patienten ließ sich anamnestisch

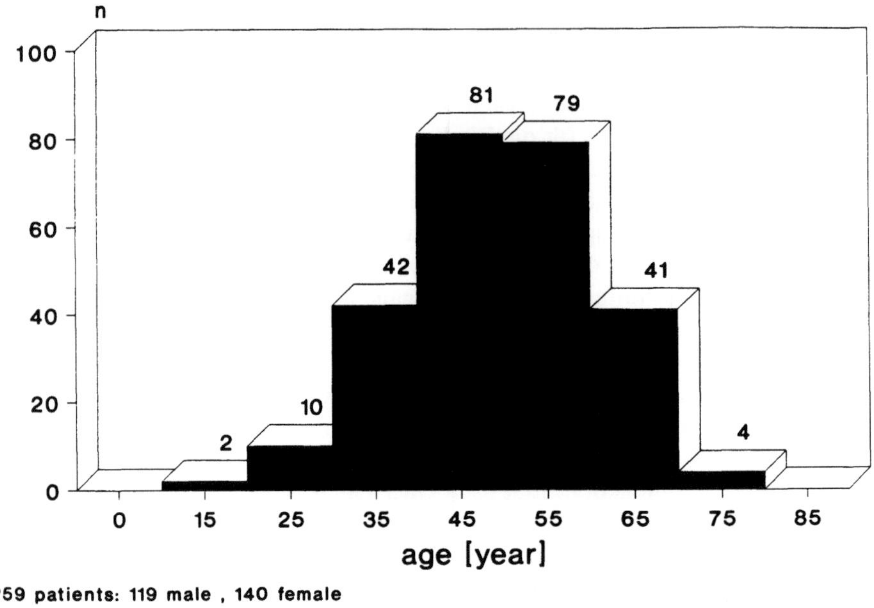


**Abb. 2.** Altersverteilung des Patientengutes bei Eintritt in die Therapie mit Botulinumtoxin A. Es wurden 259 Patienten (119 Männer, 140 Frauen) betreut

ein monophasischer Verlauf der Erkrankung ermitteln, bei 29 Patienten war ein schubförmiger Verlauf mit einer mittleren Schubrate von 2,4 zu eruieren. Bei 9% der Patienten fand sich eine positive Familienanamnese mit dem Auftreten kraniozervikaler Dystonien oder anderer Dystonien (zervikale Dystonie, Schreibkrampf, Blepharospasmus, Meige-Syndrom, oromandibuläre Dystonien). Das Patientengut enthielt 4 Geschwisterpaare und 2 Vater-Sohn-Kombinationen. Die mittlere Dauer der Erkrankung bei Eintritt in die Therapie mit Botulinumtoxin A betrug 4,2 Jahre. 72% zeigten einen dominierenden Tortikollis, 8% einen dominierenden Laterokollis, 6% einen dominierenden Retrokollis, 3% einen dominierenden Antekollis und 11% eine komplexe Form mit einem gleichberechtigten Nebeneinander der oben angegebenen Manifestationsformen. 69% der Patienten zeigten eine rein tonische Form des Tortikollis, 28% zeigten einen tonisch-myoklonischen Typ und bei 3% der Patienten war neben einer tonischen Komponente ein Kopftremor mit streng rhythmischer Aktivität zu beobachten. Bei 12% der Patienten lagen neben der zervikalen Dystonie weitere dystone Symptome vor (Blepharospasmus, Schreibkrampf, spasmodische Dysphonie, oromandibuläre Dystonie, Meige-Syndrom, Extremitätendystonie). 28% der Patienten zeigten einen Extremitätentremor, der aufgrund seiner klinischen Charakteristika als essentieller Tremor bezeichnet werden konnte.

## Methodiken

Die Patienten wurden zur Durchführung der ersten Injektionsbehandlung stationär aufgenommen. Wenn noch nicht vorhanden, wurden Röntgenuntersuchungen der Halswirbelsäule und des kraniozervikalen Übergangs, eine Computertomographie oder eine Kernspintomographie des Schädels, eine elektromyographischpolygraphische Untersuchung und Laboruntersuchungen durchgeführt (Bestimmung von Zäruloplasmin, Plasmakupferspiegel, Blutbild, Differentialblutbild, Blutsenkungsgeschwindigkeit, antinukleäre Faktoren, T3/T4-Bestimmung, THR-Bestimmung, Erythrozytenmorphologie). Nach Abschluß der Diagnostik wurden bei den Patienten Injektionen in die dystonen Muskeln vorgenommen und die Patienten für weitere 3–4 Tage stationär beobachtet. Weiterhin wurde zur Erfassung des Schweregrades der zervikalen Dystonie bei allen Patienten vor Durchführung der Injektionsbehandlung eine Videoaufnahme nach standardisiertem Drehbuch erstellt.

Der Schweregrad der zervikalen Dystonie wurde anhand eines klinischen Scores in Anlehnung an die Dokumentation von Tsui et al. [23] beurteilt. Berücksichtigt wurde die Amplitude der Kopffehlstellung in die verschiedenen Richtungen und deren perdiane Manifestation sowie das Vorhandensein und der Schweregrad einer eventuellen Schulterelevation. Der Gesamtscore (0 bis 5) wurde über die klinische Untersuchung und die Auswertung der Videoaufnahme ermittelt. Der klinische Score wurde vor der Behandlung, 2–3 Wochen und 3–4 Monate nach der Injektion ermittelt. Erfaßt wurden weiterhin der Zeitraum bis zum Eintreten des ersten therapeutischen Effekts und der Zeitraum bis zum Wiedereintreten einer progredienten Zunahme der Dystonie.

Es kam das Botulinumtoxin A zur Anwendung, das vom Research und Production Laboratory, Porton Down, UK zur Verfügung gestellt wurde. Jede Ampulle enthielt 50 ng des gefriergetrockneten Toxin-Hämagglutinin-Komplexes bzw. 8 ng reines Neurotoxin. Unmittelbar vor Injektion wurde der Inhalt einer Ampulle in 5 ml physiologischer Kochsalzlösung gelöst. In Anlehnung an die klinischen Befunde, die Auswertungen der Videoaufnahmen und die elektromyographischen Befunde wurden im Falle eines Tortikollis Injektionen in den M. sternocleidomastoideus und den kontralateralen M. splenius capitis sowie den M. trapezius vorgenommen, bei Patienten mit Retrokollis erfolgte eine Injektion in den M. splenius capitis und M. trapezius beidseits, bei einem Laterokollis in die ipsilateralen M. sternocleidomastoideus, M. splenius capitis und M. trapezius, bei einem Anterokollis in den M. sternocleidomastoideus beidseits und bei komplexen zervikalen Dystonien in diejenigen Muskeln, die eine dominierende dystone Hyperaktivität zeigten. Tabelle 1 zeigt die im Mittel (± Standardabweichung) applizierten Dosen für die 3 behandelten Muskeln. Die im individuellen Falle applizierten Dosen bei Erst- und Wiederholungsinjektionen wurden dem individuellen Schweregrad der Dystonie im allgemeinen, der Ausprägung der Dystonie in den einzelnen Muskel, dem Geschlecht des Patienten, dem Ausmaß der Hypertrophie der Muskeln und dem Alter des Patienten angepaßt. Wichtigster Aspekt bei der Festsetzung der Dosis für jeden Muskel war die Ausprägung der Dystonie. Män-

**Tabelle 1.** Injektionsort und Dosis

| Muskel | Injektionen n | Mittlere Dosis (SD)[a] |
|---|---|---|
| M. sternocleidomastoideus | 759 | 1,8 (0,7) ng |
| M. splenius capitis | 840 | 2,4 (0,6) ng |
| M. trapezius | 771 | 2,0 (0,6) ng |

[a] Angabe in reiner Toxinmenge.

ner erhielten höhere Dosen als Frauen, jüngere Patienten höhere Dosen als ältere. Im Rahmen der Erstinjektion wurden höhere Dosen appliziert als im Rahmen von Reinjektionen, insbesondere dann, wenn der Leidensdruck des Patienten dazu führte, daß er sich vorzeitig zur Durchführung einer Reinjektion anmeldete. Im Einzelfall wurden im Rahmen von Reinjektionen höhere Dosierungen appliziert, wenn sich nach der Erstinjektion eine unzureichende Wirkung zeigte. Die Gesamtdosis für den Sternokleidomastoideus verteilte sich auf 3 gleich große Dosen für 3 Teilinjektionen, für den Splenius capitis ebenfalls auf 3 Teilinjektionen und für den M. trapezius auf 2 Teilinjektionen (Abb. 3).

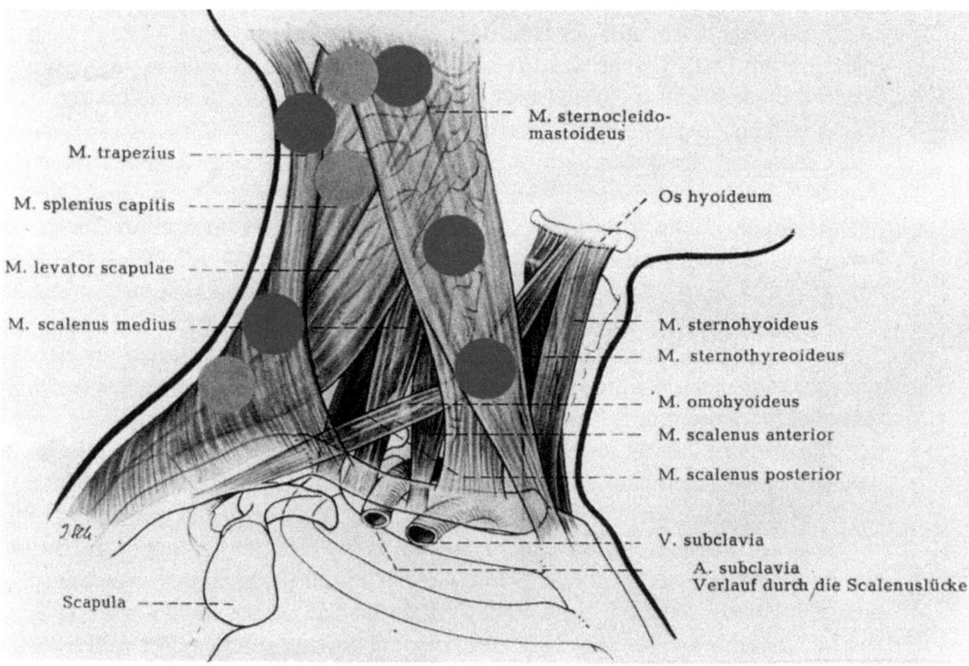


**Abb. 3.** Standardisierte Injektionsorte für den M. sternocleidomastoideus, M. trapezius und M. splenius capitis. Die *roten Punkte* zeigen oberflächliche Injektionen in den M. sternocleidomastoideus und den M. trapezius an, die *grünen Punkte* zeigen die Injektionsorte für den Splenius capitis, der erst bei tieferer Injektion erreicht wurde

Neben der objektiven Erfassung des Schweregrades der zervikalen Dystonie und der Effekte der Injektionen wurde die von dem Patienten subjektiv empfundene Besserung der Symptomatik, angegeben in Prozentwerten, dokumentiert. Von wesentlicher Bedeutung war weiterhin die Erfassung von Nebenwirkungen, inklusive deren Dauer und Intensität.

## Ergebnisse

### Einsetzen und Dauer der Therapieeffekte

Die Majorität der Patienten bemerkte eine erste Wirkung des Botulinumtoxins mit Schmerzreduktion, verbesserter Positionskontrolle und Nachlassen einer evtl. vorhandenen myoklonischen Aktivität oder eines Kopftremors 3–4 Tage post injectionem. In Einzelfällen war bereits zwischen 24 und 48 h ein Effekt objektivierbar, in anderen Fällen stellte sich der Effekt erst 2–3 Wochen post injectionem ein. Im Mittel betrug die Zeit bis zum Nachweis des ersten Effekts 6,4 Tage. Der maximale Effekt stellte sich im Mittel nach 11,2 Tagen ein, eine erneute Progredienz der Dystonie wurde im Mittel nach 9 Wochen und 2 Tagen angegeben. Diese Analysen beziehen sich sowohl auf die Erstinjektion als auch auf die Wiederholungsinjektionen. Während für die Latenzzeit bis zum Erstauftreten von Therapieeffekten keine signifikanten Unterschiede zwischen Erstinjektion und Wiederholungsinjektion darstellten ($p > 0{,}05$; paired Student's t-Test) zeigte sich die Plateauzeit (Dauer des maximalen Effekts) mit zunehmender Zahl der Reinjektionen verlängert. Während die Plateauzeit nach der Erstinjektion im Mittel 6 Wochen und 3 Tage lang war, betrug sie nach der 4. Injektion 12 Wochen und 3 Tage ($p < 0{,}01$; paired Student's t-Test).

Die Zeitintervalle zwischen der Erstinjektion und den multiplen Reinjektionen lieferte wenig Anhalt für die Dauer der tatsächlichen Wirkung, da der Zeitpunkt der Reinjektion von dem individuellen Leidensdruck des Patienten und sekundären organisatorischen Gegebenheiten abhängig war (Urlaubszeiten der Patienten und des betreuenden Arztes, Mitfahrgelegenheit für die Patienten). Die Terminplanung für die Reinjektion wurde mit den Patienten derart vereinbart, daß sie sich dann zur Reinjektion anmelden sollten, wenn sie nach Erleben der Plateauphase etwa auf halbem Wege zur Ausgangssituation waren. Bei dieser Vorgabe meldeten sich 54% zu früh zur Reinjektion an, während 26% rechtzeitig und 20% zu spät in der Sprechstunde vorstellig wurden.

### Behandlungsergebnisse

Nach subjektiver Einschätzung der 259 behandelten Patienten kam es bei 4% der Patienten zu einer Verschlechterung der Symptomatik, bei 11% zu keinerlei Veränderungen der Situation und bei 85% der Patienten zu einer Besserung der

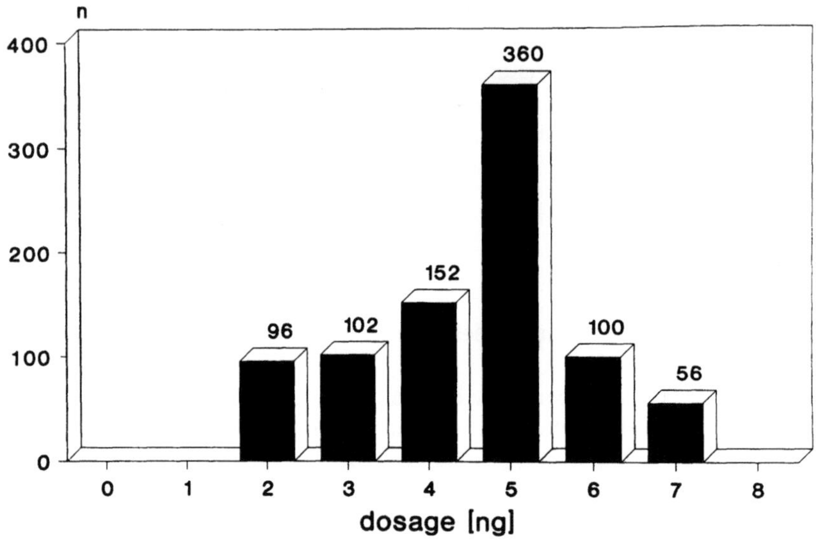


**Abb. 4.** Verteilung der applizierten Gesamtdosis bei 866 Injektionen

Schmerzen und der Fehlstellung des Kopfes. Diejenigen Patienten, die eine Besserung angaben, bemaßen diese im Mittel auf 68%. Vier Patienten berichteten über eine vollständige Ausheilung ihrer zervikalen Dystonie, wobei jedoch die Nachuntersuchungen dieser Patienten eher dafür sprachen, daß eine spontane Remission eingetreten war, als daß ein bleibender paretischer Effekt durch die Botulinumtoxininjektion erzielt worden war.

Bei 2 Patienten mit einer ausgeprägten komplexen zervikalen Dystonie, bei denen die Injektion hoher Gesamtdosen bei jeder Behandlung erforderlich war (7 ng) war nach der 2. bzw. 3. Reinjektion keinerlei Effekt mehr zu beobachten. Abgesehen von einer fehlenden Reduktion der Schmerzen und der Positionsdeviation des Kopfes wurden auch keine Paresen und Muskelatrophien im Bereich der injizierten Muskeln sichtbar. Bei diesen Patienten mußte die Bildung von Antikörpern angenommen werden, die zu einem Ausbleiben des Effekts geführt haben. Das völlige Fehlen einer Reaktion auf die Injektion von Botulinumtoxin wurde bei diesen Patienten auch dann beobachtet, als nach einer halbjährigen Behandlungspause eine erneute Reinjektion erfolgte. Abbildung 4 ist eine Gesamtübersicht über die applizierten Dosen bei 866 Injektionen.

Die initiale Hoffnung, daß mit zunehmender Anzahl der Reinjektionen ein progredienter Residualeffekt verbleiben würde und schließlich ein Dauereffekt erzielt werden kann, der Reinjektionen entbehrlich macht, hat sich nicht bestätigt. Auch wenn, wie weiter oben schon ausgeführt, die Dauer der Plateauphase mit zunehmenden Reinjektionen verlängert wurde, erreichten die Patienten dennoch schließlich wieder das Ausgangsniveau ihrer dystonen Bewegungsstörung. Abbildung 5 zeigt, daß 37 Patienten inzwischen ihre sechste Injektion erhalten haben.

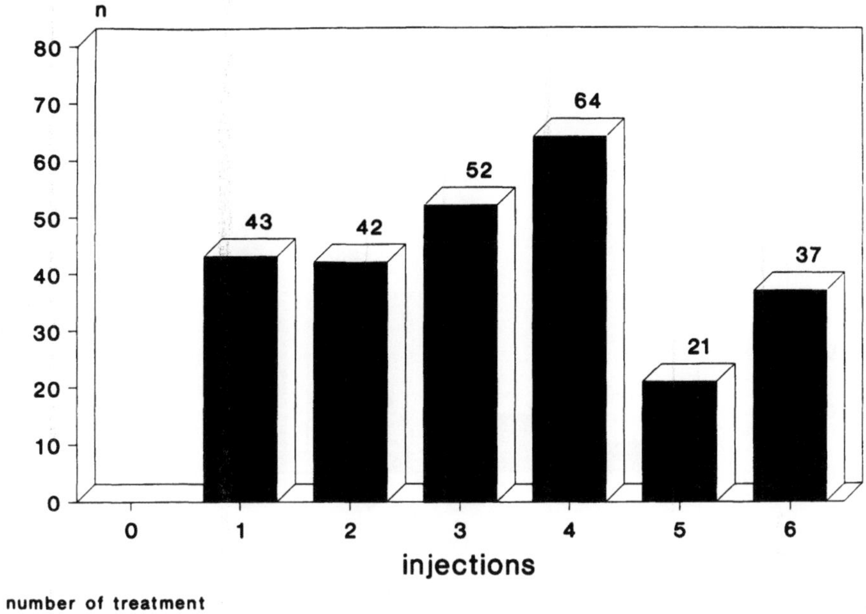


**Abb. 5.** Häufigkeitsverteilung der Injektionen pro Patient

Die quantitative Erfassung des therapeutischen Effekts wurde über die Veränderung des klinischen Scoringwertes nach der Injektion von Botulinumtoxin erfaßt. Verglichen wurde dabei der Ausgangsscore mit dem Maximaleffekt während der Plateauphase. Bei Auswertung aller 866 Injektionen lag die mittlere Verbesserung des Scoringwertes bei 1,95. Abbildung 6 zeigt die mittlere Verbesserung des Scoringwertes in Abhängigkeit von der Ausgangssituation. Dabei zeigten die Patienten mit der schwersten Ausprägung der zervikalen Dystonie (Score 5) weniger ausgeprägte Besserungen als diejenigen mit einem Scorewert von 4 und 3. Bei den Patienten, die als Ausgangswert einen Score von 2 oder 1 zeigten, ist die mittlere Besserung nur scheinbar weniger ausgeprägt, da ein Sprung auf einen geringeren Wert also 0 (keine Dystonie mehr nachweisbar) naturgemäß nicht möglich ist. In Abb. 6 ist jeweils nur der optimale Effekt der individuellen Patienten ausgewertet worden.

94% aller Patienten gaben an, daß zumindest nach einer Injektion eine deutliche Reduktion ihrer Muskelschmerzen zu verzeichnen war, 46% der Patienten, die vor der Behandlung an radikulären und pseudoradikulären Schmerzen litten, gaben eine Besserung dieser Symptomatik an. Die differenzierte Analyse der Patienten mit Tortikollis, Laterokollis, Retrokollis, Anterokollis und komplexen zervikalen Dystonien zeigte nur im Falle der komplexen zervikalen Dystonien signifikant schlechtere Behandlungsergebnisse (mittlere Verbesserung des Scoringwertes 1,3; $p < 0{,}01$).

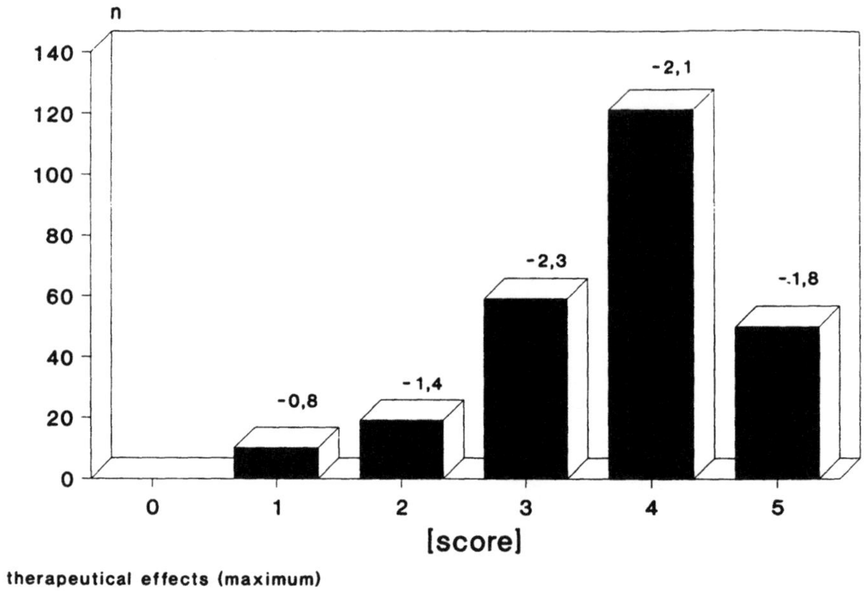


**Abb. 6.** Häufigkeitsverteilung der Schweregrade des Tortikollis innerhalb des eigenen Patientengutes und klinische Besserung durch die Behandlung mit Botulinumtoxin A. Die *schwarzen Säulen* zeigen, wie häufig die verschiedenen Schweregrade (klinischer Scoringwert von 0–5) in dem eigenen Patientengut vertreten waren. Die Zahlen über den Säulen geben die mittlere Besserung des Scoringwertes für die einzelnen Patientengruppen an. Bei mehrfachen Injektionen wurde diejenige mit der besten klinischen Wirkung berücksichtigt

Die Besserung der Scoringwerte resultierte nicht nur aus einer Reduktion der pathologisch-tonischen Aktivitäten der involvierten Muskeln, sondern auch aus einer Abnahme der Amplituden der Myokloni und der Tremores.

## Nebenwirkungen

In Tabelle 2 sind die relevanten Nebenwirkungen, die nach Injektion von Botulinumtoxin A auftreten, aufgeführt. Abgesehen von den ätiologisch unklaren muskelartigen Schmerzen im Bereich der injizierten Muskeln sind die übrigen Nebenwirkungen ähnlich wie die gewünschte Wirkung des Botulinumtoxin auf eine Muskelschwäche zurückzuführen. Die paresebedingten Nebenwirkungen (Dysphagie, Atemnot, Heiserkeit, Kopfhalteschwäche und allgemeine Muskelschwäche) beginnen etwas später als der paretische Effekt in den injizierten Muskeln und haben eine deutlich geringere Dauer als die spezifischen Effekte (2–4 Wochen). Lange et al. [14] und Olney et al. [18] hatten mit Hilfe neurophysiologischer Untersuchungstechniken nachweisen können, daß in weit entfernten Muskeln, z.B. Armmuskel, Hinweise einerseits auf eine Beeinträchtigung der Azetylcholinausschüttung bestanden, andererseits ergaben sich auch Befunde, die für ein axonales Aussprossen weit entfernter Nerven sprachen. Diesem Effekt in ent-

**Tabelle 2.** Nebenwirkungen bei 866 Injektionen

| *Nebenwirkung* | Intervall (Tage) | Häufigkeit [%] | Dauer (Tage) |
|---|---|---|---|
| Dysphagie | 8,2 (1,7) | (34) | 25,4 (6,7) |
| Atemnot | 12,2 (2,5) | (8) | 24,2 (6,2) |
| Heiserkeit | 9,3 (2,9) | (6) | 18,2 (3,8) |
| Kopfhalteschwäche | 7,2 (1,8) | (14) | 21,2 (4,8) |
| Allgemeine Muskelschwäche | 14,2 (5,1) | (8) | 32,2 (6,1) |
| Injektionsschmerzen | 1,4 (0,8) | (22) | 4,2 (1,0) |

fernten Muskelgruppen entspricht die Angabe einiger Patienten, daß sie nach lokalen Injektionen von Botulinumtoxin eine leichte allgemeine Muskelschwäche verspüren. Klinisch waren manifeste Paresen nicht nachweisbar, die Patienten berichteten jedoch glaubhaft, daß bei stärkerer muskulärer Beanspruchung – z.B. nach längerem Jogging, intensivem Treppensteigen, längeren Wanderungen, stundenlangem Tennisspielen – eine gewisse muskuläre Schwäche in Erscheinung trat. Eine allgemeine Muskelschwäche trat nur dann auf, wenn relativ hohe Dosen von Botulinumtoxin injiziert wurden (6,0 oder 7,0 ng). Zwei Patienten, bei denen nur eine Gesamtdosis von 3,0 bzw. 4,0 ng appliziert wurde, berichteten ebenfalls vage über eine allgemeine Muskelschwäche. Hier war jedoch nach umfangreicher Aufklärung der Patienten über alle Nebenwirkungen nicht mit Sicherheit auszuschließen, daß eine übersteigerte Selbstbeobachtung eine Rolle spielte.

Die Kopfhalteschwäche resultierte bei den Patienten aus einer zu ausgeprägten Parese in den injizierten Muskeln. Diese Beobachtung wurde insbesondere dann gemacht, wenn in den Splenius capitis und Trapezius beidseits appliziert worden war. Bei Aktivitäten, die mit Rumpfbeugen verbunden waren, waren die Patienten nicht in der Lage, den Kopf zu retroflektieren.

Die häufigste Nebenwirkung stellte die Dysphagie dar, die im Einzelfall zu erheblichen Beeinträchtigungen der Patienten führte. Bei 2 Patienten mußte vorübergehend eine Nasensonde gelegt werden, 23 Patienten waren für eine Dauer von zwei bis drei Wochen gezwungen, ausschließlich flüssige und breiige Nahrung zu sich zu nehmen. Bei der Majorität der Patienten zeigte sich die Dysphagie in Form einer Schluckerschwerung, die zu einer gewissen Einschränkung bezüglich der Nahrungswahl führte und andererseits auch den Eßvorgang erheblich verlängerte. Auch dann, wenn die Schluckstörungen nur gering waren, entwickelte sich bei einigen Patienten ein erheblich verändertes Eßverhalten, wenn es zumindest einmal zu einem Verschlucken gekommen war. Die Patienten entwickelten dann eine erhebliche Angst, daß sich dieser Vorgang wiederholen könne und nahmen sicherheitshalber für einige Wochen nur flüssige und breiige Nahrung zu sich.

Eine Heiserkeit trat in dem untersuchten Patientengut nur selten auf, eine wesentliche funktionelle Beeinträchtigung resultierte daraus nicht.

Bei 4 Patienten kam es nach insgesamt 8 Injektionen zu einer paroxysmalen Atemnot mit Erstickungsängsten.

Das besonders häufige Auftreten einer Dysphagie legt den Schluß nahe, daß zum Injektionsort benachbarte Muskelgruppen besonders einem paretischen Effekt ausgesetzt sind. Es ist jedoch nicht nachzuvollziehen, wie das in den M. sternocleidomastoideus, M. splenius capitis und M. trapezius injizierte Botulinumtoxin die Schluckmuskulatur erreichen kann, da ein Transport oder eine Diffusion durch Faszien und bindegewebige sowie fettgewebige Strukturen kaum vorstellbar ist. Plausibler erscheint die Annahme, daß es sich bei der Dysphagie auch um einen systemischen Effekt handelt, wobei den betroffenen Schluckmuskeln eine besondere Affinität bzw. Empfindlichkeit für das Botulinumtoxin zugeschrieben werden müßte. Für diese Annahme sprechen die eigenen noch unpublizierten Beobachtungen bei Behandlung des Adduktorspasmus im Bereich der unteren Extremitäten, bei dem hohe Dosen zur Anwendung kommen und ebenfalls eine Dysphagie beobachtet werden kann.

Die Häufigkeit und der Schweregrad einer Dysphagie zeigten sich eindeutig dosisabhängig. Bei einer Gesamtdosis von 2,0 ng kam es niemals zum Auftreten einer Dysphagie, bei Applikation von 6,0 und 7,0 ng trat jedoch in 45% der Patienten zumindest eine leichte Dysphagie auf. Bemerkenswert ist weiterhin die Beobachtung, daß eine Dysphagie vornehmlich bei Injektion in den M. sternocleidomastoideus auftrat. Von den 16 Patienten mit Retrokollis, bei denen lediglich Injektionen in den Splenius capitis und den Trapezius erfolgten, trat nur bei 2 Patienten nach jeweils einer Injektion eine leichte und kurzdauernde Dysphagie auf.

## Anzahl der Injektionsorte und Lösungsvolumina

Bei 2 Gruppen von jeweils 10 Patienten mit klassischem Tortikollis und einem klinischen Score von 3 wurde die Gesamtdosis für den M. sternocleidomastoideus, den M. splenius capitis und den M. trapezius entweder nur auf 2 Portionen oder in der anderen Gruppe auf 5 Portionen verteilt. Die mittlere Gesamtdosis war für beide Gruppen nahezu identisch [3,7 (0,6) versus 3,9 (0,8) ng], ebenfalls die Altersverteilung [42,5 (4,8) versus 44,2 (4,5] Jahre). Folgende Unterschiede waren festzustellen:

1. Bei höherer Zahl der Injektionen war die Wirkung stärker [2,6 (0,5) versus 2,0 (0,4] Verbesserung des Scoringwertes).
2. Bei der Patientengruppe mit einer höheren Anzahl von Einzelinjektionen waren Nebenwirkungen häufiger (Dysphagie in 55% versus 35% der Fälle).

Zusammenfassend spricht diese Untersuchung dafür, daß eine höhere Anzahl von Injektionen zwar zu einer ökonomischeren Verteilung des Botulinumtoxins im Muskel führt, daß andererseits jedoch das Risiko des Auftretens von Nebenwirkungen höher ist.

Bei 15 Patienten wurde ein anderes Lösungsvolumen erprobt. Dabei wurden 8 ng reinen Botulinumtoxins einer Ampulle nicht in 5 sondern in 10 ml physiologischer Kochsalz-Lösung gelöst. Die Anzahl der Injektionen pro Muskel war so wie in der Hauptstudie. Es zeigte sich, daß bei Applikation gleicher Toxinmengen, aber größerer Volumina, die Wirkung nicht signifikant unterschiedlich war, daß jedoch bei Applikation größerer Volumina das Auftreten einer Dysphagie häufiger war (56 versus 34% der Patienten).

## Schlußbemerkung

Die mehrjährigen Erfahrungen mit der Botulinumtoxin-A-Behandlung bei zervikalen Dystonien ermutigt den Autor zu der Aussage, daß diese Therapie im Vergleich zu der bisher verfügbaren medikamentösen Therapie (s. Beitrag Aschoff) einen großen therapeutischen Gewinn darstellt und als Therapie erster Wahl bezeichnet werden kann. Von Vorteil ist die Reversibilität der Toxinwirkung, die insbesondere dann von Bedeutung ist, wenn die Dosis im Rahmen der Erstinjektion zu hoch gewählt wurde. Die Behandlung ist kaum invasiv, erfolgt ohne Einsatz von Narkotika und ist nicht mit kosmetischen Beeinträchtigungen durch Narbenbildung verbunden. Im Gegensatz zu der medikamentösen Therapie mit Anticholinergika, Neuroleptika, Dopaminergika, Benzodiazepinen etc. sind Wirkungen auf das Allgemeinbefinden, die Verkehrstüchtigkeit und die Vigilanz nicht vorhanden. Nachteilig wirkt sich der hohe organisatorische Aufwand für den Patienten und die betreuenden Ärzte aus, da die Patienten langjährig betreut werden müssen und in mehrmonatigem Abstand Reinjektionen durchgeführt werden müssen. In Verbindung mit dem letztgenannten Aspekt steht auch die Kostenfrage, zumal Botulinum-Toxin A nach Zulassung auf dem englischen Markt teuer geworden ist (durchschnittlich etwa 1200,-- DM pro Behandlung). Bedeutsam ist weiterhin das Auftreten von Nebenwirkungen insbesondere die Entwicklung von Dysphagien. Dosierungsfehler können zu erheblichen Komplikationen führen. Die Behandlung der zervikalen Dystonien mit Botulinumtoxin sollte möglichst nur durch Ärzte erfolgen, die eine intensive Unterweisung in der Botulinumtoxintherapie erfahren haben und die durch kontinuierliche Patientenzuweisung stabile Erfahrungen gewinnen können. Der behandelnde Arzt sollte über die technischen Voraussetzungen zur Durchführung polygraphischer EMG-Analysen verfügen. Offen ist noch die Frage, inwieweit bei Patienten mit ausgeprägten Manifestationsformen einer zervikalen Dystonie, die nicht befriedigend mit Botulinumtoxininjektionen zu behandeln sind, eine kombinierte Therapie bestehend aus Botulinumtoxininjektionen und Rhizotomien und gezielten Denervationen eine geeignete therapeutische Strategie darstellt.

## Literatur


1. Arnon SS (1980) Infant botulism. Ann Rev Med 31:541–560
2. Benecke R, Hagenah R, Wiegand H (1975) Effects of type A botulinum toxin on some synaptic transmission in the spinal cord of cats. Pflügers Arch 359:R90
3. Brin ME, Fahn S, Moskowitz C, Friedmann A, Shale HM, Green PE, Blitzer A, List T, Lange D, Lovelace RE, McMahon D (1988) Localized injections of botulinum toxin for the treatment of focal dystonia and hemifacial spasm. Adv Neurol 50:599–608

4. Burgen ASV, Dickens F, Zatman LJ (1949) The action of botulinum toxin on the neuromuscular junction. J Physiol (London) 109:10–24
5. Dreyer F, Mallart A, Brigant JC (1983) Botulinum A toxin and tetanus toxin do not affect presynaptic membrane currents in mammalian motor nerve endings. Brain Res 270:373–375
6. Elston JS (1986) Botulinum toxin treatment of hemifacial spasm. J Neurol Neurosurg Psychiatry 49:827–829
7. Elston JS (1987) Long-term results of treatment of idiopathic blepharospasm with botulinum toxin injections. Br J Ophthalmol 71:664–668
8. Elston JS, Russell RW (1985): Effect of treatment with botulinum toxin on neurogenic blepharospasm. Br Med J 290:1857–1859
9. Finegold SM (1977) Anaerobic bacteria in human disease. Academic Press, New York
10. Gundersen CB, Katz B, Miledi R (1982) The antagonism between botulinum toxin and calcium i motor nerve terminals. Proc R Soc London [B] 216:369–376
11. Hagenah R, Benecke R, Wiegand H (1977) Effects of type A botulinum toxin on the cholinergic transmission at spinal Renshaw cells and on the inhibitory action at Ia inhibitory interneurones. Naunyn Schmiedebergs Arch Pharmacol 229:267–272
12. Jancovic J, Orman J (1987) Botulinum A toxin for cranialcervical dystonia. Neurology 37:616–623
13. Lange DJ, Brin MF, Warner CL, Fahn S, Lovelace RE (1987) Distant effects of local injection of botulinum toxin. Muscle Nerve 10:552–555
14. Marsden CD, Marion MH, Quinn N (1984) The treatment of severe dystonia in children and adults. J Neurol Neurosurg Psychiatry 47:1166–1173
15. Mauriello JA, Coniaris H, Haupt EJ (1987) Use of botulinum toxin in the treatment of one hundred patients with facial dyskinesias. Ophthalmology 94:976–979
16. McKenzie J, Burnstock G, Dolly O (1982) The effects of purified botulinum neurotoxin type A on cholinergic, adrenergic and non-adrenergic atropine-restant autonomic neuromuscular transmissions. Neurosience 7:997–1006
17. Nutt JG, Muenter MD, Aronson A, Kurland LT, Melton LJ (1988) Epidemiology of focal and generalised dystonia in Rochester, Minnesota. Mov Disord 3:188–194
18. Olney RK, Aminoff MJ, Gelb DJ, Lowenstein DH (1988) Neuromuscular effects distant from the site of botulinum neurotoxin injection. Neurology 38:1780–1783
19. Sakaguchi G, Ohisho I, Kozaki S (1988) Botulism-structure and chemistry of botulinum. In: Hardigree MC, Tu AT (eds) Handbook of natural toxins. Dekker, New York
20. Savino PJ, Sergott RG, Bosley TM, Schatz NJ (1985) Hemifacial spasm treated with botulinum A toxin injection. Arch Ophthalmol 103:1305–1306
21. Scott AB (1980) Botulinum toxin injection into extraocular muscles as an alternative to strabismus surgery. Ophthalmology 87:1044–1049
22. Scott AB, Rosenbaum A, Collins CC (1973) Pharmacologic weakening of extraocular eye muscles. Invest Ophthalmol 12:924–927
23. Tsui JKC, Eisen A, Stoessel AJ, Calne S (1986) Double blind study of botulinum toxin in spasmodic torticollis. Lancet 11:245–246
24. Wiegand H, Erdmann G, Wellhöner HH (1976) $^{125}$I-Laballed botulinum A neurotoxin: pharmacokinetics in cats after intramuscular injection. Naunyn Schmiedbergs Arch Pharmacol 269:161 – 165
25. Wildführ G (1977) Stäbchenbakterien. In: Wildführ G, Wildführ, W (Hrsg.) Medizinische Mikrobiologie, Immunologie und Epidemiologie. Thieme, Leipzig

# Ergebnisse der Kombinationsbehandlung von Operationen und Physiotherapie des Torticollis spasmodicus

E. Peterson

## Einleitung

Der Torticollis spasmodicus (spastischer Schiefhals), eine langsame dystonische Hyperkinese, ist durch unwillkürliche und nicht spastisch fixierte Störungen der richtungsbestimmten Kopfhaltungen gekennzeichnet. Die pathologische Kopfhaltung beim Tortikollis hat 4 Bewegungskomponenten:

1. eine reine Wendung des Kopfes um die vertikale Achse nach rechts oder links (= *horizontaler Tortikollis);*
2. eine Rotation oder Raddrehung (Neigung) des Kopfes um die frontookzipitale Achse, wobei sich das Ohr seiner Schulter annähert. (= *rotatorischer Tortikollis);*
3. eine Hebung um eine horizontale Querachse, die einen *Retrokollis* bewirkt, und
4. eine Kopfsenkung nach vorn ebenfalls um eine horizontale Querachse, die zu dem seltenen klinischen Bild des *Anterokollis* führt.

Trotz zahlreicher somatotopischer Forschungsbefunde bleiben viele Fragen bezüglich der Ätiologie und Pathogenese des Tortikollis noch offen. Der Behandlungsplan von Arzt und Therapeut muß bei dieser teils progredient verlaufenden Erkrankung mit schweren Haltungs- und Bewegungsstörungen des Kopfes und Verkrampfungsschmerzen der Hals-Nacken-Muskeln auf die Möglichkeit einer psychogenen und organischen Ursache abgestellt sein. In der Regel werden zunächst alle konservativen Maßnahmen, wobei Psychotherapie, Physiotherapie und medikamentöse Behandlungen im Vordergrund stehen, durchgeführt. Erst nach erfolgloser konservativer Behandlung oder einem progredienten Verlauf des Tortikollis wird die Indikation zu einer chirurgischen Therapie gestellt.

In dieser Studie werden die Langzeitergebnisse von operierten und nichtoperierten Tortikollispatienten und einer speziellen krankengymnastischen Weiterbehandlung, die auf dem Konzept der Brunkow-Stemmführungen aufgebaut ist und nach Bobath modifiziert wurde [19] vorgestellt.

Die Ergebnisse stützen sich auf die Auswertung sowohl der subjektiven Aussagen der Patienten, wie auch der klinisch-neurologischen und elektromyographischen Kontrollbefunde, die in halbjährlichen Abständen bei unseren Patienten ermittelt wurden.

## Methode und Material

Von den Tortikollispatienten, die in dem Zeitraum von 1976–1990 in der Rommel-Klinik behandelt wurden, sind nur die Untersuchungsergebnisse derjenigen Patienten ausgewertet worden, die sich konsequent über 2 Jahre hinweg und zwar im Wechsel stationär und ambulant einem neuen krankengymnastischen Behandlungskonzept auf neurophysiologischer Grundlage unterzogen haben.

Das Alter unserer operierten Patienten lag zwischen 26 und 69 Jahren, das der nicht operierten Patienten zwischen 24 und 71 Jahren. Die Dauer der Erkrankung vom Auftreten der ersten klinischen Symptome bis zur Operation und der anschließenden krankengymnastischen Weiterbehandlung schwankt zwischen 4 und 31 Jahren. Der Beginn der krankengymnastischen Behandlung nach dem *Brunkow-Bobath-Konzept* lag bei den nicht operierten Patienten zwischen 1 und 27 Jahren, beim überwiegenden Anteil der Behandelten (67,5%) bestand der Tortikollis zwischen 1 und 3 Jahren.

Durch Simultanableitungen aus synergistischen Hals-Nacken-Muskeln (Agonisten und Antagonisten) wurden Modus und Aufwand der Innervation in Ruhe (Liegen, Sitzen, Stehen) oder in Bewegung (Gehen, Laufen, Therapiereiten) und auch bei krankengymnastischen Übungen und dem Eigentraining der Patienten ermittelt. Die Spontanaktivität und das Aktivitätsmuster wurden über einen Monitor kontrolliert, auf Ampexbandspeicher aufgezeichnet, bzw. auf Papierstreifen dargestellt.

Eine solche Analyse der Motorik ermöglicht das Studium der Innervation bei bestimmten Körperhaltungen und Bewegungen (Kinesiologie), andererseits können pathologische Reaktionen während der Physiotherapie auch objektiviert werden.

Zur Registrierung der Gesamtaktivität eines Muskels (Summenpotential) wurden Oberflächenelektroden verwendet. Die Ableitungen und Aufzeichnungen der Summenaktionspotentiale erfolgen telemetrisch. Abgeleitet wurden die an der Kopfkontrolle beteiligten seitlichen Hals-Nacken-Muskeln, insbesondere M. splenius capitis, M. trapezius pars descendens und der jeweils aktive M. sternocleidomastoideus.

Die vorgestellten Therapieergebnisse stützen sich nicht nur auf unsere klinischen und elektromyographischen Kontrollbefunde sondern berücksichtigen auch die Eigenbewertung des Therapieerfolgs der Patienten.

### Das neurophysiologische Konzept der krankengymnastischen Therapie

Die heute bekannten krankengymnastischen Behandlungsmethoden auf neurophysiologischer Grundlage basieren auf dem gesicherten Prinzip, daß intakte, in Ruhe befindliche Synapsen die Funktion ausgefallener Axone und Regelkreise durch ein geeignetes Perzeptionstraining übernehmen bzw. kompensieren können.

Unser Konzept der krankengymnastischen Tortikollisbehandlung geht auf Brunkow [7] zurück und wurde in der Rommel-Klinik durch die Behandlungstechnik von Bobath [6] modifiziert.

Dabei gehen wir davon aus, daß wir es auch beim Tortikollis mit abnormen Haltungsreflexmechanismen und einem erhöhten Muskeltonus der hyperkinetisch innervierten Muskeln zu tun haben. Diese Tonusänderung ist entsprechend der Spastizität ein Enthemmungssyndrom, deren pathologisches Substrat nur in einer anderen Etage des ZNS liegt.

Wir finden analog zur Hemiparese:

- einen abnormalen Tonus der hyperkinetisch innervierten Muskeln,
- abnormale Stell- und Gleichgewichtsreaktionen,
- eine gestörte reziproke Innervation
- und stereotype Haltungsmuster des Kopfes.

Somit sind Einwirkungen des Krankengymnasten auf das Sensorium mit spezifischen Reizen wie Dehnung, Massage, Bürsten, Vibrationen, die eine Spastizität anregen, in gleicher Weise geeignet, den hyperkinetisch innervierten bzw. enthemmten Muskel beim Tortikollis zu stimulieren.

Eine normale frühkindliche, motorische Entwicklung führt über die Labyrinth- und Kopfstellreflexe zur Rumpf- und Extremitätenkontrolle.

Umgekehrt soll nach dem Konzept von Brunkow und Bobath durch die Vermittlung gezielter, spezifischer Reize aus der Peripherie die Kopfkontrolle stimuliert oder gehemmt werden.

Die Aufgabe unserer Behandlung ist es, dem Patienten eine Technik zu vermitteln, die ihn in die Lage versetzt, das hyperkinetische Bewegungsmuster selbst zu hemmen. Nur durch eine Normalisierung des erhöhten Muskeltonus bzw. der abnormalen Stell- und Gleichgewichtsreaktion wird eine aktive Kontrolle der Kopfbewegungen erst möglich.

Patienten, die nicht in der Lage sind, den Kopf im Raum in die gewünschte Haltung zu bringen, haben auch Probleme mit der Kopf-Rumpf-Extremitäten-Koordination.

Schaltenbrand [20] und Weisz [22] haben auf die Vielfalt automatischer Bewegungen, die dem normalen Haltungsreflexmechanismus zugrunde liegen, hingewiesen.

Das Ziel der krankengymnastischen Behandlung ist letztlich auf eine Korrektur der asymmetrisch innervierten Hals-Nacken-Muskeln ausgerichtet.

Es ist die Aufgabe des Therapeuten, über exterozeptive und propriozeptive Reize normale, physiologische Haltungs- und Bewegungsmuster beim Patienten anzubahnen. Hierzu werden Stemm- und Stützübungen, kontrollierte Widerstände und physiologische Bewegungsübungen vermittelt, die in den motorischen Zentren des Hirnstamms und im Kortex hemmende bzw. stimulierende Reaktionen zur Korrektur des Tortikollis bewirken sollen.

Die meisten Patienten können ihre Kopffehlhaltung durch die sog. antagonistischen Gesten, denen wahrscheinlich auch ein *Feedbackmechanismus* zugrunde liegt, vermindern oder korrigieren. Diese Manipulationen wurden von Meige u. Feindel [15] sowie von Wartenberg [21] beschrieben.

Die typische „geste antagonistique" beruht darauf, daß durch leichten Fingerkontakt am Kinn kontralateral zur Wenderichtung bzw. Neigung der Schiefhals ausgeglichen werden kann. Der Kopf wird dabei durch Berührung der Finger in die Mittelstellung zurückgeholt.

Alle Übungen die erhöhte Anforderungen an Koordination und Gleichgewichtsreaktionen stellen wurden mit dem Ziel, die eingeschränkte Kopfkontrolle beim Tortikollis wieder zu schulen, in die Behandlungen eingeführt. So stellen etwa das Ballspielen und Tischtennis, Bewegungen im raschen Lauf, therapeutisches Reiten (Hippotherapie) oder Schwimmen eine gute Ergänzung der Krankengymnastik dar.

Zu beachten ist dabei immer die Reaktion von Muskeln, deren Grundtonus pathologisch verändert ist. Dies gilt für Spastik und Rigor in gleicher Weise wie für die hyperkinetisch gespannten Muskeln, die eine Tortikollissymptomatik bewirken.

Deshalb gehört diese spezielle Physiotherapie in die Hand erfahrener Therapeuten, die mit neurologischen Symptomen vertraut sind, um Ermüdungsphasen des Patienten, Überkorrekturen oder pathophysiologische Reaktionen, insbesondere bei spastischen Syndromen zu erkennen.

## Untersuchungen und Ergebnisse verschiedener Kombinationsbehandlungen von Operation und Krankengymnastik

### Nach stereotaktischer Operation

Theoretische Überlegungen über die pathophysiologischen Mechanismen der extrapyramidalen Bewegungsstörungen führten zu der Auffassung, daß diesen ein Enthemmungssyndrom des Pallidums zugrunde liegt. Hierauf beruht auch die stereotaktische Therapie der operativen Reduktion des Pallidums oder seiner efferenten Bahnen.

Tabelle 1 zeigt die Ergebnisse der 37 Patienten, die nach einer Thalamotomie kontinuierlich über 1,5–2 Jahre hinweg mit einer neuen, krankengymnastischen Therapie (Brunkow, Bobath) weiterbehandelt worden sind, und die sich zusätzlich einem speziellen permanenten Eigentraining zur Verbesserung des Kopfkontrolle unterzogen haben.

Es handelt sich um 37 Patienten, die aus einem Kollektiv von 94 Patienten auslesefrei ausgewählt worden sind.

Sie wurden über einen Zeitraum von 2 Jahren regelmäßig in halbjährlichen Abständen klinisch und elektromyographisch nachuntersucht. Während 22 Patienten (59,4%) postoperativ eine Besserung aufwiesen, waren immerhin noch 15 Patienten (40,6%) klinisch ungebessert geblieben. Allerdings gab der größere Teil der Patienten die postoperativ keine Verbesserung zeigten, bereits eine Erleichterung der Kopfbewegung gegen die Tortikollisrichtung an.

**Tabelle 1.** Langzeitergebnisse der stereotaktischen Thalamotomie und krankengymnastischen Weiterbehandlung von 37 Tortikollispatienten

| Therapieerfolg in % | | Operations-ergebnisse | | Besserung unter Physiotherapie (Brunkow-Bobath-Konzept) | | | |
|---|---|---|---|---|---|---|---|
| Gruppe | | *n* | [%] | 1 Jahr | | 1 1/2 Jahre | |
| | | | | *n* | [%] | *n* | [%] |
| I | 0–20% | 15 | (40,6) | 2 | (5,5) | 5 | (13,5) |
| II | 30–50% | 17 | (45,9) | 9 | (24,3) | 4 | (10,9) |
| III | 60–80% | 5 | (13,5) | 15 | (40,6) | 11 | (29,7) |
| IV | 90–100% | | | 11 | (29,7) | 17 | (45,9) |

Nach einjähriger krankengymnastischer Therapie war in 11 Fällen (Gruppe IV) die Tortikollissymptomatik vollständig beseitigt, in 15 weiteren (Gruppe III) bereits eine Besserung von 60–80% des Tortikollis erreicht worden. Demgegenüber zeigen 9 Patienten (Gruppe II) nur eine 30 bis 50%ige Besserung und weitere 2 Fälle (Gruppe I) eine nichtgebesserte Intensität des extrapyramidalen Tortikollis.

Die Ergebnisse nach 1,5 Jahren weisen eine weitere Verbesserung der klinischen Restsymptomatik auf. Bei 17 Patienten (45,9%) ist der Tortikollis vollständig beseitigt. In 11 Fällen (29,7%) läßt sich ein Besserungseffekt auf den Tortikollis von 60–80% objektivieren. Vier weitere Patienten (10,9%) weisen mit einer Besserung von 30–50% ein noch zufriedenstellendes Ergebnis auf. Während in Ruhephasen der Tortikollis (Gruppe II) deutlich schwächer erscheint, führen erhöhte Anforderungen an Haltung und Bewegung (Gehen, Balanceübungen) sowie affektive Einflüsse noch zu einer deutlichen Tortikollissymptomatik. Ungebessert blieb der spastische Schiefhals in 5 Fällen (Gruppe I mit 13,5%), wobei 4 Patienten davon nach nur geringer Verbesserung Rezidive zeigten. Diesen Patienten fehlte auch das willentliche Durchhaltevermögen, die krankengymnastischen Übungen konsequent und permanent durchzuführen.

Wir konnten bei dieser Gruppe aber beobachten, daß durch erneute intensive stationäre Physiotherapie wieder eine Verbesserung des Tortikollis von bis zu 30% zu erreichen war. Dieser positive Effekt auf die Rezidivsymptome hielt aber jeweils nur für die Dauer einer permanenten krankengymnastischen Behandlung an.

Die elektromyographischen Kontrollbefunde und klinischen Ergebnisse weisen zwei Jahre nach den operativen Eingriffen gegenüber den Befunden nach 18 Monaten keine signifikante Verbesserung mehr auf.

Bei den bei uns nachbehandelten 37 stereotaktisch operierten Patienten wurde die Thalamotomie lediglich 2mal doppelseitig ausgeführt.

Entsprechende Ergebnisse nach einer stereotaktischen Thalamotomie fanden auch Augustinsson et al. [3], Mundinger et al. [16], Goldhahn u. Goldhahn [10], Orthner [18], von Essen et al. [8], Hasler u. Dieckmann [13], Andrew et al. [1] und Bertrand et al. [4] während andere Autoren jeglichen Effekt eines stereotaktischen Eingriffs auf die Hyperkinese vermissen (Arseni et al. [2] oder Laitinen u. Johansson [14]).

*Periphere Eingriffe nach stereotaktischer Operation*

In 7 Fällen (18,9%) wurde zusätzlich wegen der Hypertrophie und einer anhaltenden Überaktivität des M. sternocleidomastoideus eine Teilresektion des N. accessorius vorgenommen, in 3 Fällen (8,1%) eine Durchtrennung dieses Muskels und in weiteren 2 Fällen (5,4%) wegen haltungsbedingter Zervikalgien und radikulärer Reizerscheinungen eine zervikale, sensible Rhizotomie. Durch diese zusätzlichen operativen Eingriffe konnten partielle Rezidive des Tortikollis verbessert oder behoben, in 2 Fällen die verbliebenen schmerzhaften Muskelverkrampfungen reduziert werden.

*Operationsbedingte Nebenwirkungen der Thalamotomie*

Zu den gravierenden Nebenwirkungen, die mit einer motorischen Beeinträchtigung der Extremitäten der kontralateralen Seite verbunden sind, gehören „Motorneglect-Syndrom“, Hemiparese mit und ohne Sensibilitätsstörungen und Dyssynergien. Operationsbedingte Nebenwirkungen im Sinne eines „neglect“ und Dyssynergien.

Operationsbedingte Nebenwirkungen im Sinne eines „neglect“ und Dyssynergien der kontralateralen Extremitäten sowie leichte bis mittelschwere Sprach- und Schreibstörungen wurden in 19 Fällen (51,3%) beobachtet. Bei 4 Patienten (10,9%) war es postoperativ zu einer zentralen Hemiplegie bzw. Hemiparese gekommen. Ursache dieser Komplikationen war in einem Fall wahrscheinlich die Ausgangssituation nach einem schweren, frühkindlichen Hirnschaden mit Dekompensation in der postoperativen Phase. Bei einer anderen Patientin kam es 2 Wochen postoperativ zu einer kompletten Hemiplegie als Folge einer exzessiven Blutdruckerhöhung.

Im 1. Jahr der postoperativen Weiterbehandlung konnten wir allerdings eine Reduzierung dieser neurologischen Komplikationen auf 24,3% (9 Patienten) erreichen.

## Mikrovasculäre Dekompression des N. accessorius in der Regio craniocervicalis

Neben den bisher eingesetzten, destruktiven Operationsverfahren an peripheren Nerven (Neurektomie), an der hyperkinetischen Muskulatur (Myotomie) oder durch stereotaktische Ausschaltungen spezifischer thalamischer Hirnstrukturen wird heute in Einzelfällen eine mikrochirurgische Dekompression des N. accessorius in der Regio craniocervicalis vorgenommen, eine Methode, die in Anlehnung an die Operation nach Jannetta beim hemifazialen Spasmus eine Dekompression nervaler Strukturen durch Gefäße und Verwachsungen zum Ziel hat.

Neben einer mikrovaskulären Dekompression des N. accessorius wurden aber auch nervale Anastomosen zu den Hinterwurzel C1 und C2 durchtrennt, bzw. eine Resektion der Hinterwurzel C1 bds. vorgenommen [9].

Hingewiesen sei auf die Beobachtungen, daß anatomische Varianten, z.B. eine Verknüpfung der dorsalen C1-Wurzel mit dem N. accessorius und besondere Gefäßvarianten bei Patienten mit einem Torticollis spasmodicus häufiger vorkommen. Die Indikation zu dieser Operation setzt neben der klinischen Symtomatologie den elektromyographischen Nachweis von pathologischer Spontanaktivität, verzögerter Rekrutierung bzw. Polyphasie in der Hals-Nacken-Muskulatur voraus. Erste subjektive, durch Fragenbogenauswertung ermittelte Ergebnisse über die Wirkung dieser Operationsmethode wurden von Hagenah et al. [11, 12] vorgelegt. Danach verspürten postoperativ 14 (74%) von 19 Patienten eine Besserung, 4 (21%) keine Änderung und 1 Patient (5%) eine geringe Verschlechterung der Tortikollisbeschwerden.

Dieser Eingriff hat oftmals erst im Verlauf des 2. Halbjahrs post operationem eine Besserung gezeigt. Nebenwirkungen, etwa passagere Accessoriusschädigungen konnten in 2 Fällen (11%) beobachtet werden. Nach Freckmann et al. [9] konnten durch diese Operation 27 von 33 Patienten gebessert werden. Demgegenüber verspürten aber nur 20 operierte Patienten eine vergleichbare Besserung.

Diese positiven Resultate können wir nicht bestätigen. Unsere Erfahrungen mit Krankheitsverläufen nach mikrochirurgischer Dekompression beruhen allerdings nur auf den Angaben und Kontrollbefunden von 7 Patienten. Unmittelbar nach dem Eingriff verspürten nur 3 Patienten eine Besserung der Tortikollisbeschwerden. Sie konnten den Kopf aktiv leichter gegen die bevorzugte Tortikollisrichtung wenden und hatten weniger Muskelverspannungen im Nacken. Die klinischen und elektromyographischen Kontrollbefunde zeigen 6 Monate nach dem Eingriff und permanenter krankengymnastischer Weiterbehandlung eine Besserung der Symptomatik um etwa 30%.

Auch nach 1 Jahr konnte keine weitere meßbare Verbesserung objektiviert werden. Bei einer Patientin nahm die Intensität des Tortikollis sogar das präoperative Ausmaß wieder an.

Interessant ist die Beobachtung, daß eine Besserung nur bei Patienten mit einem horizontalen Tortikollis zu registrieren war.

## Implantation eines hochzervikalen Elektrostimulationssystems

Eine andere Operationstechnik erfordert die Implantation eines Elektrostimulationssystems. Dabei werden den Tortikollispatienten hochzervikal, extradural bipolare Reizelektroden implantiert. Die Position der Elektroden kann röntgenologisch überprüft und sicher plaziert werden. Der Effekt auf den Tortikollis wird durch eine intraoperative Reizung (100 Hz und 4–5 V) überprüft.

Erscheinen die Reizantworten adäquat günstig, wie es etwa bei einer Position in Höhe C2 bis C5 der Fall ist, werden die Elektroden fixiert und nach einer Testphase wird schließlich auch die zusätzliche Implantation eines Empfängersystems vorgenommen.

Ausgehend von der Hypothese, daß es sich auch bei der hyperkinetischen Muskelerregung, analog zur kortikalen Spastizität, um ein Enthemmungssyndrom handelt, sollen spinothalamische Bahnen durch elektrische Stimulationen gehemmt werden.

Der extrapyramidale Tortikollis zeigt nicht nur einen abnormalen Muskeltonus mit tonischer oder phasischer Anspannung der hyperkinetischen Hals-Nacken-Muskeln und eine gestörte reziproke Innervation, sondern auch abnorme Stell- und Gleichgewichtsreaktionen mit stereotypen Haltungsmustern des Kopfes. Es wird angenommen, daß durch die elektrische Reizung spinothalamischer Bahnen im Halsmarkbereich eine Hemmung des afferenten Input erreicht wird.

Seit 1981 konnten wir 21 Tortikollispatienten nach Versorgung mir einem hochzervikalen Stimulationssystems rehabilitieren und 16 von ihnen nachuntersuchen.

*Tortikollisformen (n = 16):*

| | | |
|---|---|---|
| 1. | Torticollis horizontalis | 12 Patienten (davon 3 myoklone Formen); |
| 2. | Torticollis rotatorius | 2 Patienten; |
| 3. | kombinierter rotatorisch-horizontaler Typ | 2 Patienten. |

Übereinstimmend wurde von den Patienten bereits in den ersten 6 Wochen nach der Operation eine Linderung von Verkrampfungsbeschwerden der seitlichen Hals-Nacken-Muskeln verspürt.

Eine Änderung ihrer Symptome und der Intensität des Tortikollis beim Ein- bzw. Ausschalten des Reizgerätes wurde nicht bemerkt. Im Gegensatz zu diesen Angaben zeigten unsere EMG-Befunde unter Elektrostimulation aber eine eindeutige, reproduzierbare Wirkung im Sinne einer Hemmung der hyperkinetischen Muskelerregung. Diese beträgt nach quantitativer Auswertung der Anzeigesignale im EMG zwischen 20 und 30%.

Die Hemmung scheint eine stärkere Wirkung auf die Erregung des pathologisch innervierten M. sternocleidomastoideus und eine geringere auf die seitlichen Hals-Nacken-Muskeln zu haben.

Die telemetrisch registrierten EMG-Protokolle (Abb. 1–4) stammen von einer 38jährigen Patientin mit einem Torticollis horizontalis nach links.

*Tabellarische Zusammenfassung der Ergebnisse (n = 16)*

Der Zustand von 16 Patienten nach Implantation eines hochzervikalen Stimulationssystems und einer einjährigen Weiterbehandlung nach dem Brunkow-Bobath-Konzept wird in Tabelle 2 dargelegt.

Die Befunde der klinischen und elektromyographischen Untersuchungen nach 6 Monaten zeigen bei 8 Patienten (50%) eine zufriedenstellende, bei 3 Patienten (18,8%) eine mit gut zu bezeichnende Verbesserung ihrer Tortikolliserscheinungen.

Zu diesem Zeitpunkt hatten 4 Patienten (25%) noch keine Besserung erreicht, in 1 Fall mußte bereits nach 2 Monaten eine Explantation des Reizsystems vorgenommen werden. Demgegenüber zeigten die Untersuchungen nach einjähriger postoperativer Weiterbehandlung bei 6 Patienten (37,5%) eine zufriedenstellende,

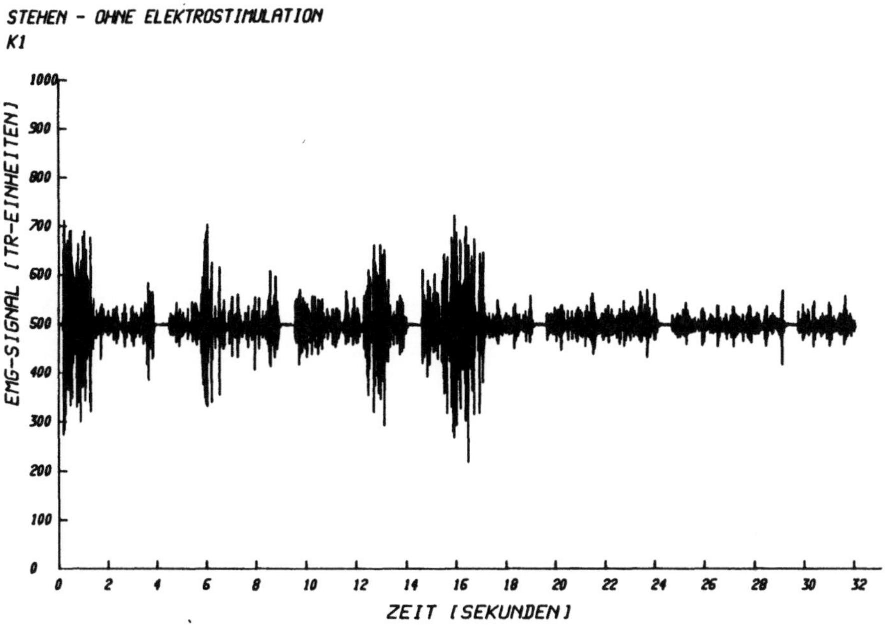


**Abb. 1.** Ein EMG-Protokoll einer 38jährigen Patientin mit einem horizontalen Tortikollis nach links. Elektromyogramm des hyperkinetischen M. sternocleidomastoideus rechts ohne Elektrostimulation

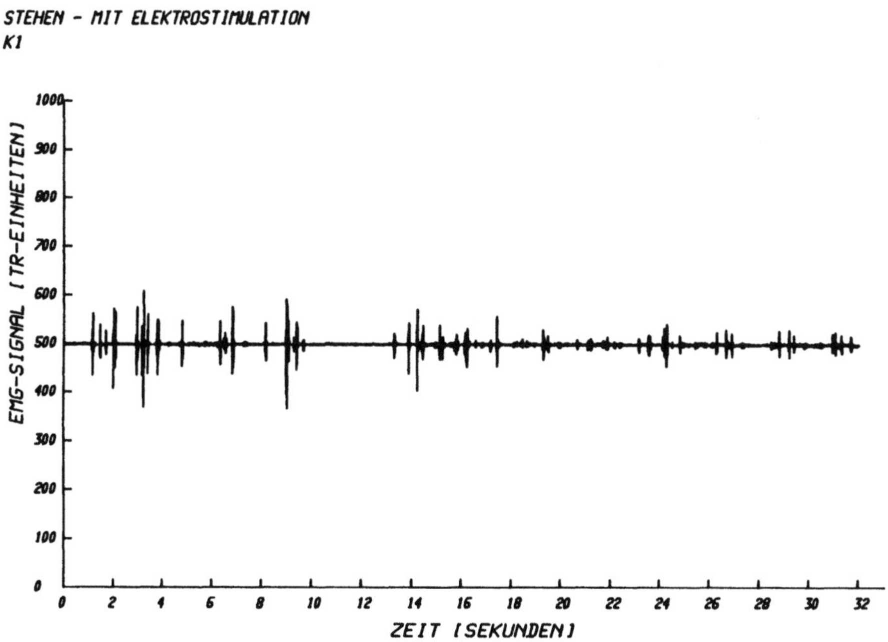


**Abb. 2.** Telemetrisches EMG derselben Patientin. EMG-Signale des hyperkinetischen M. sternocleidomastoideus rechts unter Elektrostimulation

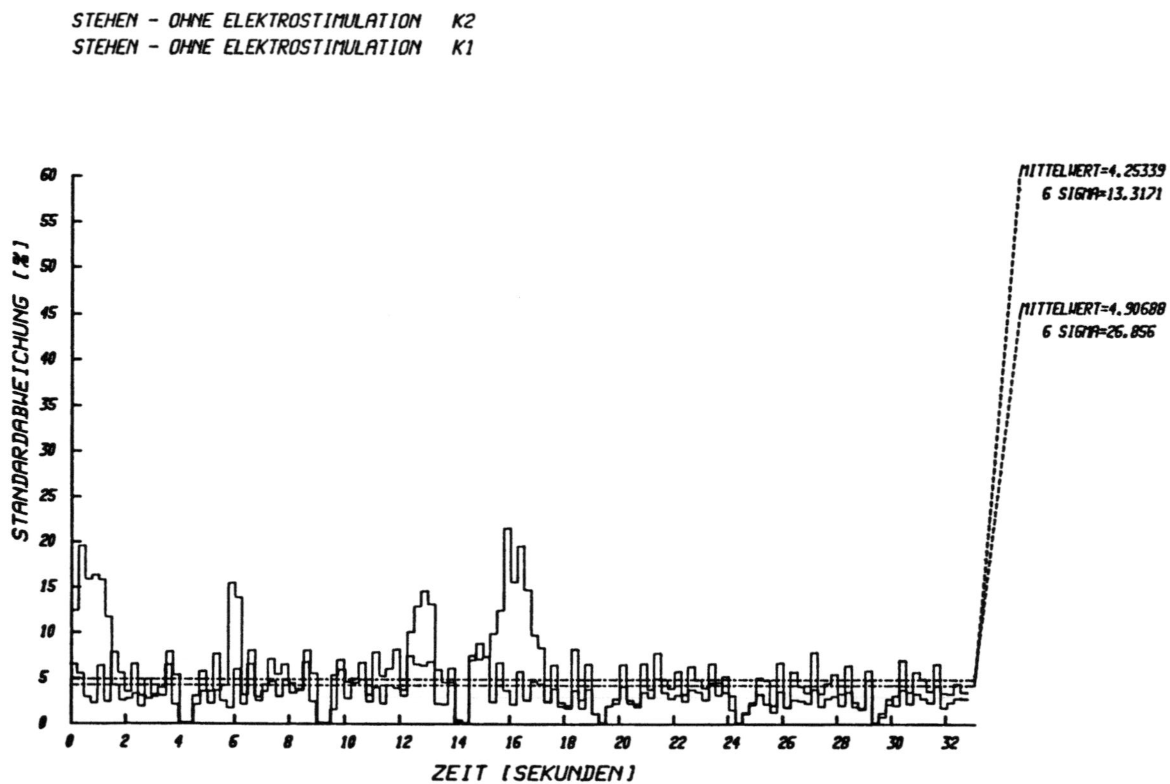


**Abb. 3.** Telemetrisches EMG derselben Patientin. Verlauf und quantitative Beurteilung von Anzeigesignalen der hyperkinetischen Hals-Nacken-Muskeln ohne Elektrostimulation. *K1* M. sternocleidomastoideus rechts; *K2* Hals-Nacken-Muskeln links

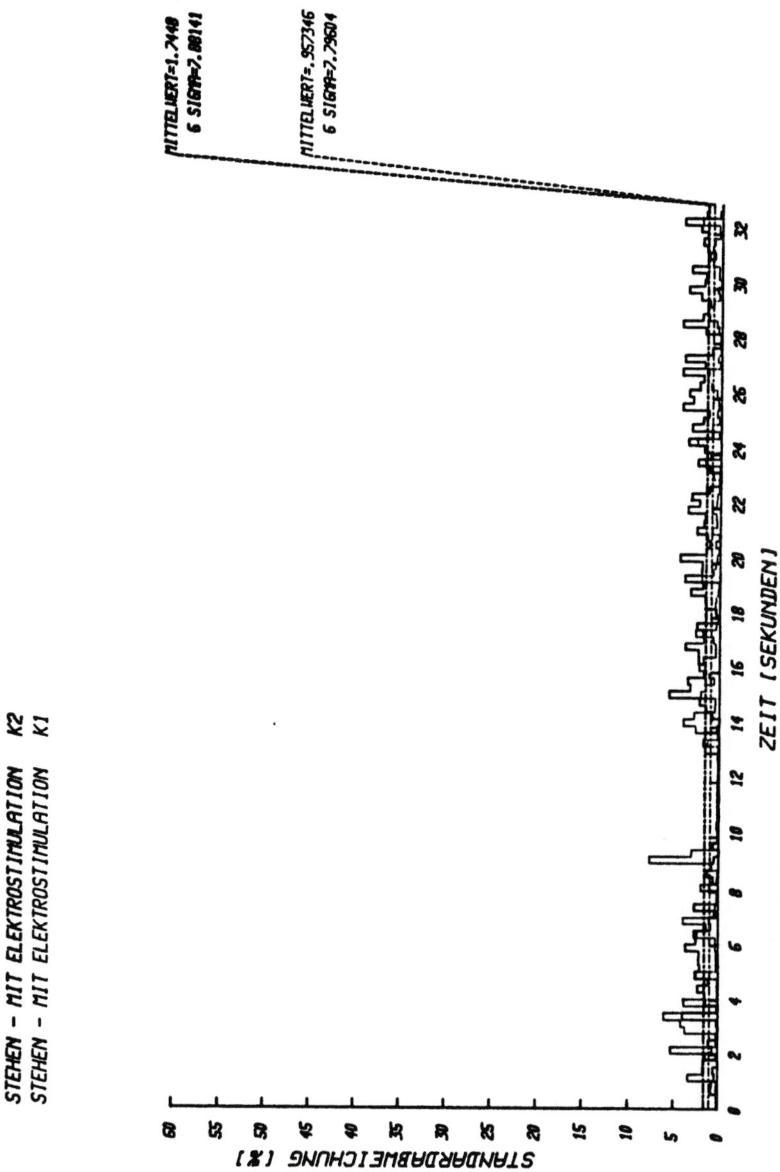


Abb. 4. Verlauf und quantitative Bewertung von Anzeigesignalen der hyperkinetischen Hals-Nacken-Muskeln derselben Patientin bei zervikospinaler Elektrostimulation

**Tabelle 2.** Ergebnisse nach hochzervikaler Elektrostimulation und Brunkow-Bobath-Therapie ($n = 16$)

| Gruppe | Therapieerfolg in % | Nach 6 Monaten | | Nach 12 Monaten | |
|---|---|---|---|---|---|
| | | *n* | [%] | *n* | [%] |
| I | 0–20% (unverändert) | 4 | 25% | 2 | 12,5% |
| II | 30–50% (zufriedenstellend) | 8 | 50% | 6 | 37,5% |
| III | 60–80% (gut) | 3 | 18,8% | 4 | 25,0% |
| IV | 90–100% (sehr gut) | – | – | 1 | 6,2% |
| V | Verschlechterung | – | – | – | – |
| VI | Explantation des | 1 | 6,2% | 3 | 18,8% |

bei 4 Patienten (25%) eine gute und bei 1 Patienten (6,2%) eine vollständige Beseitigung des extrapyramidalen Tortikollis. In 3 Fällen (18,8%) war inzwischen eine Explantation des elektrischen Systems erfolgt. Interessant bleibt andererseits die Beobachtung, daß 2 Patienten nach der Entfernung des Reizsystems durch langzeitige Krankengymnastik ebenfalls eine zufriedenstellende Besserung ihres Tortikollis erreichen konnten. Die Stimulation erfolgte in unterschiedlichen Phasen mit verschiedenem Zeitaufwand, meist jedoch über 6–8 h hinweg. In einigen Fällen wurde im Tag-Nacht-Wechsel jeweils von 7.00 Uhr bis 19.00 Uhr bzw. von 19.00 Uhr bis 7.00 Uhr stimuliert.

Die EMG-Befunde zeigen also, daß durch eine spinale Reizung eine Hemmung der hyperkinetischen Muskelerregungen bewirkt wird. Auch die myoklonen Reaktionen werden dabei inhibiert. Diese Beobachtungen sind richtungsweisend und müssen weiter untersucht werden.

Nebenwirkungen dieser Operation waren in 3 Fällen radikuläre, sensible und in 2 Fällen passagere, spinale Reaktionen. Dabei kam es zu elektrisierenden Sensationen mit spinalen Krämpfen, die damals noch auf einem technischen Mangel der Reizgeräte beruhten. Die radikulären Symptome konnten durch eine Korrektur der Elektrodenposition sofort beseitigt werden. In 3 Fällen (18,8%) mußten die Reizsysteme im Laufe des ersten Halbjahres wegen einer Infektion bzw. Gewebeunverträglichkeit wieder entfernt werden.

Die Frage, ob durch eine langzeitige Hemmung der Tortikollis beseitigt werden kann oder aber durch diese Maßnahme lediglich eine günstige Voraussetzung für die Krankengymnastik geschaffen wird, kann heute noch nicht schlüssig beantwortet werden.

In der Kombination einer hochzervikalen Stimulation mit Hemmung spinothalamischer Bahnen, wahrscheinlich sowohl afferenter, wie auch efferenter Impulse und einer krankengymnastischen Langzeitbehandlung nach Brunkow-Bobath bietet sich aus heutiger Sicht eine erfolgversprechende risikoarme Therapie des Torticollis spasmodicus an.

## Selektive operative Denervation der seitlichen Hals-Nacken-Muskulatur

In Anlehnung an den von Bertrand et al. [5] beschriebenen Eingriff wird bei Patienten mit einem Torticollis spasmodicus eine selektive Denervation des überaktiven M. sternocleidomastoideus und der synergen autochtonen Hals-Nacken-Muskulatur bewirkt. Neben einer Resektion der zum Kopfwender führenden Äste des N. accessorius wird eine mikrochirurgische Resektion der Rr. dorsales der Zervikalwurzeln C1 bis C6 durchgeführt.

Die postoperativen Befunde und Ergebnisse von 26 Tortikollispatienten nach selektiver Denervation und einer ein- bzw. eineinhalbjährlichen Weiterbehandlung nach Brunkow-Bobath-Konzept werden in Tabelle 3 vorgestellt.

Die Verlaufsbefunde der klinischen und elektromyographischen Untersuchungen nach 12 Monaten zeigen bei 4 Patienten (15,4%) eine gute, bei 11 Patienten (42,3%) eine zufriedenstellende Verbesserung ihrer Tortikolliserscheinungen. Demgegenüber zeigen die Ergebnisse nach einjähriger postoperativer Weiterbehandlung aber in 11 Fällen (42,3%) keine Änderung der Symptomatik.

Während in 4 Fällen (15,4%) eine vergleichbare Besserung erst nach einer Zweit- bzw. Nachoperation erreicht wurde, kam es in 3 Fällen (11,5%) zu therapeutisch unbeeinflußbaren Rezidiven. Die Erfolge nach 18 Monaten sind bei der

**Tabelle 3.** Langzeitergebnisse nach peripherer selektiver Denervierung und krankengymnastischer Therapie von 26 Tortikollispatienten

| Gruppe | Therapieerfolg in % | Ergebnisse nach 1 Jahr ($n = 26$) | | Ergebnisse nach 1 1/2 Jahren ($n = 8$) | |
|---|---|---|---|---|---|
| | | *n* | [%] | *n* | [%] |
| I | 0–20% unverändert | 11 | (42,3) | 2 | (25,0) |
| II | 30–50% zufriedenstellend | 11 | (42,3) | 5 | (62,5) |
| III | 60–80% gut | 4 | (15,4) | 1 | (12,5) |
| IV | 90–100% sehr gut | – | | | |
| Rezidive | | 3 | 11,5% | | |
| Zweitoperation | | 4 | 15,4% | | |
| Nebenwirkungen der Operation: | | | | | |
| Periphere Atrophien C5–C6 | | 9 | 34,6% | | |
| Neuralgie des N. occipitalis | | 4 | 15,4% | | |
| Hypästhesie C2/C3 | | 14 | 53,8% | | |

geringen Patientenzahl (n = 8) noch nicht als abschließend zu betrachten. Dennoch ist die Prognose eher günstig zu stellen, wenn man die bisherigen Langzeitergebnisse, 18 Monate nach dem Eingriff, mit einer Erfolgsquote von 75% sieht.

*Operationsbedingte Nebenwirkungen*

Zu den *Nebenwirkungen* dieses peripheren Eingriffs gehören Gefühlsstörungen und Neuralgien am Hinterhaupt sowie über das Versorgungsgebiet des N. accessorius hinausgehende Atrophien von Muskeln im Bereich des Schultergürtels (N. axillaris).

Eine persistierende Neuralgie des N. occipitalis besteht bei 4 Patienten (15,4%) während eine permanente Hypästhesie im kutanen Versorgungsbereich von C2/C3 in 14 Fällen (53,8%) zu objektivieren ist.

Diese entspricht überwiegend dem kutanen Innervationsbereich der Nn. occipitales major und minor sowie des R. posterior des N. auricularis magnus (Netter [17], S. 113).

Diese Sensibilitätsstörungen haben aber zu keiner nachhaltigen Beeinträchtigung der operierten Patienten geführt. Neuralgieartige Beschwerden sind nach einer Änderung der Schnittführung am Hinterhaupt nicht mehr beobachtet worden.

Demgegenüber bewirken die teilweise ausgeprägten Muskelatrophien und Paresen des Schultergürtels bei 9 Patienten (34,6%) erhebliche Funktionsstörungen des Schultergelenkes und Armes mit sekundären Haltungsstörungen und myostatischen Beschwerden, bzw. einer Insuffizienz der Hals-Nacken-Muskulatur wodurch den Betroffenen der Kopf als zu schwer erscheint.

Möglicherweise liegt diesen Empfindungen auch ein sensorisches Defizit, durch den Verlust von wichtigen propriozeptiven Fasern der tonischen Nackenreflexe bzw. der Stellraktionen des Kopfes, zugrunde.

Die über die Mm. sternocleidomastoideus und trapezius hinausgehenden, unerwünschten Atrophien verteilen sich auf folgende Muskeln:

| | |
|---|---|
| M. levator scapulae, | N. dorsalis scapulae (C5); |
| Mm. rhomboideus major et minor, | |
| Mm. supra-infraspinatus, | N. suprascapularis (C5/C6); |
| M. teres minor, | N. axillaris (C5/C6); |
| M. deltoideus. | |

Die Frage ob eine Begrenzung der Denervierung auf die kranialen Rr. dorsales C1–C4 bereits die gewünschte Wirkung auf den Tortikollis zeigt, die gravierenden Ausfälle im Versorgungsbereich des N. axillaris (C5/C6), N. dorsalis scapulae (C5) bzw. suprascapularis (C5/C6) aber vermieden werden können soll hier zur Diskussion gestellt werden.

Die Wurzeln und Muskeläste des N. accessorius sowie der angeführten Nerven der Schulter sind bei Netter [17] (S. 108, Tafel 12 und S. 117, Tafel 5) übersichtlich dargestellt.

## Ergebnisse der Brunkow-Bobath-Therapie von 40 Tortikollispatienten ohne Operation

In diesem Abschnitt werden zum Vergleich die Langzeitergebnisse der rehabilitativen Therapie von 40 nichtoperierten Patienten vorgelegt. Damit soll eine Klärung der bislang offenen Fragen nach dem Stellenwert der verschiedenen Operationen beim Torticollis spasmodicus gegenüber einer speziellen Krankengymnastik, die auf dem Brunkow-Bobath-Konzept beruht, versucht werden. Der Wert neuerer Behandlungsprinzipien ist heute unbestritten, obwohl bisher nur wenige wissenschaftliche Ergebnisse für ein neurophysiologisches Behandlungskonzept vorliegen.

Von wesentlichem Interesse ist diese Studie deshalb, da sie uns in die Lage versetzt, die Wirkung einer speziellen neurophysiologischen Krankengymnastik auf den Tortikollis zu beobachten und diese mit den Ergebnissen nach Operationen vergleichen zu können.

### Tabellarische Zusammenfassung der Ergebnisse nach rehabilitativer Therapie

Tabelle 4 zeigt die Rehabilitationsergebnisse der 40 nicht operierten Tortikollispatienten. Diese Gruppe wurde ebenfalls in halbjährlichen Abständen bei uns klinisch und elektromyographisch (Telemetrie) nachuntersucht. Nach 1 1/2jähriger, krankengymnastischen Behandlung war in 6 Fällen (15%) der Torticollis vollständig beseitigt, in 12 Fällen (30%) eine stabile Besserung von immerhin 60–80% der Symptomatik erreicht, bzw. erhalten worden. Während 11 Patienten (27,5%) nur eine zufriedenstellende Verbesserung zeigten, konnte in 5 Fällen (12,5%) sogar eine progrediente Zunahme des Tortikollis beobachtet werden.

In Übereinstimmung mit den Therapieergebnissen von 37 operierten Patienten lassen sich auch bei der nichtoperierten Vergleichsgruppe (n = 40) nach 2jähriger

**Tabelle 4.** Langzeitergebnisse der rehabilitativen Therapie von 40 nichtoperierten Tortikollispatienten

| Gruppe | *Therapieerfolg in %* | *Ergebnisse unter Physiotherapie* | | | |
|---|---|---|---|---|---|
| | | *nach 1/2 Jahr* | | *nach 1 1/2 Jahren* | |
| | | *n* | [%] | *n* | [%] |
| I | 0–20% | 7 | (17,5) | 11 | (27,5) |
| II | 30–50% | 14 | (35,0) | 11 | (27,5) |
| III | 60–80% | 16 | (40,0) | 12 | (30,0) |
| IV | 90–100% | 3 | (7,5) | 6 | (15,0) |
| V | Verschlechterung | | | 5 | (12,5) |

rehabilitativer Behandlung gegenüber den Befunden nach 1 1/2 Jahren, keine signifikanten Verbesserungen mehr objektivieren. Der therapeutische Effekt auf Rezidivsymptome bei einem chronisch-progredienten Krankheitsverlauf hielt jeweils nur für die Dauer der krankengymnastischen Therapie an.

Ein Vergleich der Behandlungsergebnisse dieser Patienten mit den Befunden nach einer Operation ist nur bedingt möglich. Die Indikation zu einem operativen Eingriff wird in der Regel erst gestellt, wenn alle konservativen Behandlungsmethoden ausgeschöpft sind und nicht zu einer Verbesserung der Tortikollissymptomatik führen.

Dies bedeutet aber, daß wir auch weiterhin auf ein breites Therapiespektrum bei der Behandlung von Patienten mit einem Torticollis spasmodicus angewiesen sind.

## Diskussion und Zusammenfassung

In Tabelle 5 werden die Ergebnisse verschiedener Therapieformen bei unseren Tortikollispatienten, 1 1/2 Jahre nach Beginn der Therapie zum Vergleich aufgeführt.

Die Langzeitergebnisse der rehabilitativen Therapie von nicht operierten Tortikollispatienten zeigen immerhin einen Behandlungserfolg von 72,5%. Da eine operative Behandlung des Torticollis spasmodicus erst nach Ausschöpfung aller konservativen Maßnahmen einsetzt ist ein direkter Vergleich der Behandlungsergebnisse von nichtoperierten bzw. operierten Patienten kaum möglich.

Unbestritten ist dennoch die Erkenntnis, daß alle operativen Methoden zur Stabilisierung ihrer Wirkung auf die Tortikollissymptomatik einer speziellen und permanenten krankengymnastischen Weiterbehandlung bedürfen.

Die Behandlungsergebnisse nach stereotaktischer Thalamotomie sind mit gravierenden operationsbedingten Nebenwirkungen und Komplikationen belastet. Demgegenüber sind die bisherigen Erfolge der selektiven Denervation seitlicher Hals-Nacken-Muskeln und einer speziellen krankengymnastischen Weiterbehandlung mit einer Erfolgsquote von 75% 1 1/2 Jahre nach dem Eingriff weit positiver zu bewerten. Immerhin wurden auch hier operationsbedingte Nebenwirkungen insbesondere periphere Muskelatrophien des Schultergürtels (34,6%) beobachtet.

Zu den invasiven destruktiven Operationsverfahren gehört auch die mikrovaskuläre Dekompression des N. accessorius im oberen Zervikalbereich.

Die positiven Ergebnisse anderer Autoren [9, 12] über die Wirkungsweise der Dekompression nervaler Strukturen in der hinteren Schädelgrube können wir nicht bestätigen.

Demgegenüber erscheinen die Resultate nach Implantation eines Elektrostimulationssystems eindeutig günstiger.

Die Frage, ob mit einer spinothalamischen Elektrostimulation (Hemmung) der Torticollis dauerhaft beeinflußt, bzw. langfristig beseitigt werden kann, oder aber nur eine günstigere Voraussetzung für die krankengymnastische Therapie geschaf-

**Tabelle 5.** Langzeitergebnisse der rehabilitativen und operativen Therapie von Tortikollispatienten im Vergleich. Behandlungszeit 18 Monate. Bei der zervikalen Elektrostimulation wurden die Befunde nach 12 Monaten registriert

| Gruppe | Stereotaktische Operation ($n = 37$) | Kraniale okzipitale Dekompr. ($n = 7$) bzw. Lit. (%) (12 Monate) | | Zervikale Elektrostimulation ($n = 16$) | Selektive Denervierung ($n = 26$) | Kranken-gymnastik ($n = 40$) |
|---|---|---|---|---|---|---|
| n | [%] | n | [%] | [%] | [%] | [%] |
| I<br>0–20% | (13,5) | 4 | (21) | (12,5) | (25,0) | (27,5) |
| II<br>30–50% | (10,9) | 3 | | (37,5) | (62,5) | (27,5) |
| III<br>60–80% | (29,7) | | (74) | (25) | (12,5) | (30,0) |
| IV<br>90–100% | (45,9) | | | (6,2) | – | (15) |
| Explant. | | | | (18,8) | | |
| Rezidive | 10,9 | | (5) | – | (11,5) | (12,5) |

fen wird, ist noch nicht endgültig zu beantworten. Die EMG-Befunde zeigen eine reproduzierbare, hemmende Wirkung von 20–30% auf die Intensität hyperkinetischen Muskelerregungen.

Damit bietet sich in der Kombination einer zervikalen Elektrostimulation und einer speziellen Krankengymnastik (Brunkow-Bobath) eine risikoarme Behandlung auch des therapieresistenten, extrapyramidalen Torticollis an. Deshalb könnte dieser Eingriff einer destruktiven Operation vorangestellt werden.

Die hier aufgeführten Kombinationsbehandlungen zeigen eine etwa gleiche Häufigkeit von Rezidiven.

Unsere Erkenntnisse unterstreichen die Forderung, daß eine erfolgversprechende, rehabilitative, operative, bzw. kombinierte Tortikollistherapie nicht vor 1,5–2 Jahren beendet werden sollte.

Bei der Eigenart zerebraler Bewegungsstörungen gilt dieser therapeutischer Anspruch in gleichem Umfang für andere extrapyramidale Syndrome mit ihren unterschiedlichen klinischen Erscheinungsformen.

## Literatur


1. Andrew J, Fowler CJ, Harrison MJ (1983) Stereotaxie thalamotomy in 55 cases of dystonia. Brain 106:981–1000
2. Arseni C, Maretsis M (1971) The surgical treatment of spasmodic torticollis. Neurochirurgia 14:177–180
3. Augustinsson LE, Essen C v, Lindqvist G (1977) V.O.I.-thalamotomy in spasmodic torticollis. Abstr. Third Meeting, European Society of Stereotactik and Functional Neurosurgery Freiburg, p 59
4. Bertrand C, Molino-Negro P, Martinez SN (1978) Combined stereotacti and peripheral surgical approach for spasmodic torticollis. Appl Neurophysiol 41:122–133
5. Bertrand C, Molina-Negro P, Martinez SM (1982) Technical aspects of selective peripheral denervation for spasmodic torticollis. Appl Neurophysiol 45:326–330
6. Bobath B (1980) Die Hemiplegie Erwachsener; 2. Aufl. Thieme, Stuttgart
7. Brunkow R (1977) Exterozeptive und propriozeptive Bahnung normaler physiologischer Bewegungsmuster bei Patienten verschiedenen Alters mit Hyperkinesen, extrapyramidal-motorischen Störungen und Spina bifida. Z Krankengymnastik 29:109–112
8. Essen C v, Augustinsson LE, Lindqvist G (1980) V.O.I.-Thalamotomy in spasmodic torticollis. Meeting of the Amer Soc Stereotactic and Functinal Neurosurgery, Houston (1980). Appl Neurophysiol 43:159–163
9. Freckmann N, Hagenah R, Herrmann HD, Müller D (1986) Bilateral microsurgical lysis of the spinal accessory nerve roots for treatment of spasmodic torticollis. Acta Neurochir (Wien) 83:47–53
10. Goldhahn G, Goldhahn WE (1977) Die Ergebnisse stereotaktischer Hirnoperationen beim Torticollis spasmodicus. Zentralbl Neurochir 38:87–96
11. Hagenah R, Habich C, Müller D (1983) Die Wirksamkeit allgemeiner, nicht invasiver Therapie bei Torticollis spasmodicus. Psycho 9:315–316
12. Hagenah R, Habich C, Müller D, Freckmann N (1983) Subjektive Beurteilung der Wirkung operativer Therapieverfahren beim Torticollis spasmodicus. Psycho 9:320–321
13. Hassler R, Dieckmann G (1982) Stereotaxic treatment for spasmodic torticollis. In: Schaltenbrand G, Earl Walker A (eds) Stereotaxy of the human brain. Thieme, Stuttgart, pp 522–531

14. Laitinen L, Johansson GG (1966) Stereotaxix treatment of hyperkinesia. Nord Med 75:676–679
15. Meige H, Feindel E (1902) Les tics et leur traitment. Masson, Paris
16. Mundinger F, Riechert T, Disselhoff J (1972) Long-term results of stereotactic of spasmodic torticollis. Confin Neurol 34:41–46
17. Netter HF (1987) Nervensystem I. Thieme, Stuttgart New York, S 108, 117
18. Orthner (1979) Der Torticollis spasticus und seine stereotaktische Behandlung. Zit Dissertation L.-Saavedra, Göttingen (1979)
19. Peterson E (1985) Ein neues Konzept der krankengymnastischen Behandlung extrapyramidal-motorischer Bewegungsstörungen am Beispiel des Torticollis spasmodicus. Krankengymnastik 37:827–844
20. Schaltenbrand G (1928) The development of human motility and motor disturbandes. Arch Neurol Psychiatry 20, 720–723
21. Wartenberg R (1954) Das extrapyramidale System. Kap IV in: Neurologische Untersuchungsmethoden in der Sprechstunde. Thieme, Stuttgart, S 137–152
22. Weisz S (1938) Studies in equilibrium reactions. J Nerv Ment Dis 88:150–162

fen wird, ist noch nicht endgültig zu beantworten. Die EMG-Befunde zeigen eine reproduzierbare, hemmende Wirkung von 20–30% auf die Intensität hyperkinetischen Muskelerregungen.

Damit bietet sich in der Kombination einer zervikalen Elektrostimulation und einer speziellen Krankengymnastik (Brunkow-Bobath) eine risikoarme Behandlung auch des therapieresistenten, extrapyramidalen Torticollis an. Deshalb könnte dieser Eingriff einer destruktiven Operation vorangestellt werden.

Die hier aufgeführten Kombinationsbehandlungen zeigen eine etwa gleiche Häufigkeit von Rezidiven.

Unsere Erkenntnisse unterstreichen die Forderung, daß eine erfolgversprechende, rehabilitative, operative, bzw. kombinierte Tortikollistherapie nicht vor 1,5–2 Jahren beendet werden sollte.

Bei der Eigenart zerebraler Bewegungsstörungen gilt dieser therapeutischer Anspruch in gleichem Umfang für andere extrapyramidale Syndrome mit ihren unterschiedlichen klinischen Erscheinungsformen.

## Literatur


1. Andrew J, Fowler CJ, Harrison MJ (1983) Stereotaxie thalamotomy in 55 cases of dystonia. Brain 106:981–1000
2. Arseni C, Maretsis M (1971) The surgical treatment of spasmodic torticollis. Neurochirurgia 14:177–180
3. Augustinsson LE, Essen C v, Lindqvist G (1977) V.O.I.-thalamotomy in spasmodic torticollis. Abstr. Third Meeting, European Society of Stereotactik and Functional Neurosurgery Freiburg, p 59
4. Bertrand C, Molino-Negro P, Martinez SN (1978) Combined stereotacti and peripheral surgical approach for spasmodic torticollis. Appl Neurophysiol 41:122–133
5. Bertrand C, Molina-Negro P, Martinez SM (1982) Technical aspects of selective peripheral denervation for spasmodic torticollis. Appl Neurophysiol 45:326–330
6. Bobath B (1980) Die Hemiplegie Erwachsener; 2. Aufl. Thieme, Stuttgart
7. Brunkow R (1977) Exterozeptive und propriozeptive Bahnung normaler physiologischer Bewegungsmuster bei Patienten verschiedenen Alters mit Hyperkinesen, extrapyramidal-motorischen Störungen und Spina bifida. Z Krankengymnastik 29:109–112
8. Essen C v, Augustinsson LE, Lindqvist G (1980) V.O.I.-Thalamotomy in spasmodic torticollis. Meeting of the Amer Soc Stereotactic and Functinal Neurosurgery, Houston (1980). Appl Neurophysiol 43:159–163
9. Freckmann N, Hagenah R, Herrmann HD, Müller D (1986) Bilateral microsurgical lysis of the spinal accessory nerve roots for treatment of spasmodic torticollis. Acta Neurochir (Wien) 83:47–53
10. Goldhahn G, Goldhahn WE (1977) Die Ergebnisse stereotaktischer Hirnoperationen beim Torticollis spasmodicus. Zentralbl Neurochir 38:87–96
11. Hagenah R, Habich C, Müller D (1983) Die Wirksamkeit allgemeiner, nicht invasiver Therapie bei Torticollis spasmodicus. Psycho 9:315–316
12. Hagenah R, Habich C, Müller D, Freckmann N (1983) Subjektive Beurteilung der Wirkung operativer Therapieverfahren beim Torticollis spasmodicus. Psycho 9:320–321
13. Hassler R, Dieckmann G (1982) Stereotaxic treatment for spasmodic torticollis. In: Schaltenbrand G, Earl Walker A (eds) Stereotaxy of the human brain. Thieme, Stuttgart, pp 522–531

# Die neurochirurgische Behandlung des Tortikollis früher und heute

G. Dieckmann

Auch in der chirurgischen Behandlung eines spastischen Schiefhalses stellt sich die Frage, ob das Krankheitsbild kausal oder nur symptomatisch angegangen werden kann. Schon 1929 forderte Foerster: „Für alle Fälle von Torticollis kommt es in erster Linie darauf an, daß man die Entstehungsursache so genau wie möglich eruiert und diese zu beseitigen sucht. Diese kausale Therapie ist besonders von Erfolg gekrönt in vielen Fällen von sogenannten reflektorischen Torticollis", zu denen Foerster u.a. irritative Prozesse am Vestibularapparat, den Halsweichteilen und besonders an der HWS zählt; in heutiger Kenntnis wären noch weitere Ursachen zu berücksichtigen [16, 56, 58]. Erst nach dieser ausklammernden Überlegung steht für den neurologischen Tortikollis das geeignete operative Behandlungsverfahren zur Diskussion.

Schon immer haben sich im Rahmen der chirurgischen Therapie der unwillkürlichen Bewegungsstörungen für das Sondergebiet des Torticollis spasmodicus Standardeingriffe herausgebildet, da sich die Hyperkinesen beim Schiefhals auf umschriebene, meist zu definierende Muskelgruppen beschränken. Dies erleichtert das übliche symptomatische Eingreifen am Erfolgsorgan bzw. an seinen Wegen dorthin, da nur an definierten Muskeln oder an ihren Innervationsbahnen eingegriffen werden muß, um erfolgreich zu sein. So haben Myotomien, Neurotomien oder Neuroresektionen beim Tortikollis schon früh begonnen und sich bewährt.

## Myotomien

Die chirurgische Behandlung des Tortikollis begann mit Muskel- oder Sehnendurchtrennungen. Die erste Myotomie wird Minnius (1641) [43] zugeschrieben, der versuchte, die Kopffehlhaltung durch eine Durchtrennung des Kopfnickermuskels zu bessern. Gegen Ende des vergangenen Jahrhunderts haben Mikulicz (1895) [42] und de Quervain (1896) [50] dieses Verfahren reaktiviert. Dupuytren (1912) [20] modifizierte die Myotomie zu einer Tenotomie, wobei er die beiden unteren Ansätze des M. sternocleidomastoideus an Sternum und Klavikula durchtrennte, was heute z.T. noch von orthopädischer Seite ausgeführt wird. An sich haben diese operativen Verfahren nur historisches Interesse, sie waren weitgehend verlassen, bis in neuerer Zeit Xinkang [64] die Durchtrennung von Nackenmuskeln zusammen mit einer Neurotomie des spinalen N. accessorius empfahl, also einen kombinierten Eingriff, abhängig vom Bild des Tortikollis, aus dem sich Art und Umfang der Muskelresektionen herleitet. Die Durchschneidung eines oder mehrerer Muskeln kann nur in solchen Fällen Erfolg haben, in denen die Hyperkinesen diesen oder diese ausschließlich befallen haben. Beim dystonen Tortikollis ist dies in dessen weiterem Verlauf oft nicht gegeben.

## Neurotomien

Erste in der Literatur auffindbare Berichte über Unterbrechungen des peripheren N. accessorius wurden von de Morgan (1867) [46] und von Collier (1890) [12] gegeben. Keen (1891) [38] durchtrennte dann unilateral die hinteren Äste der ersten 3 Zervikalnerven extraspinal, gefolgt von Finney u. Hughson (1925) [23], die Keen's Operation bilateral zusammen mit einer beidseitigen Durchtrennung des peripheren N. accessorius durchführten. Hier wurden auch zum ersten Mal die postoperativen Resultate im zeitlichen Ablauf überprüft und von einer Heilung berichtet. Taylor (1915) [60] hatte die Akzessoriotomie mit einer nach intraspinal verlegten Rhizotomie der hinteren Wurzeln der 4 oberen Zervikalnerven kombiniert. McKenzie fügte 1924 die zusätzliche Durchtrennung der ersten drei motorischen Wurzeln hinzu [40]. Seither gewannen die Neurotomien schnell an Bedeutung und erwiesen sich den Myotomien und Tenotomien als überlegen.

## Rhizotomien

Schon 1926 hatte Foerster [24] vorgeschlagen, die 4 zervikalen Hinter- und Vorderwurzeln und zusätzlich die intraduralen Fasern des N. accessorius beiderseits zu durchtrennen. Dandy [15] hat dann 1930 Foersters Operation, wohl unabhängig davon, jedenfalls ohne sich in seiner Publikation auf sie zu beziehen, übernommen und durch zusätzliche N.-accessorius-Durchtrennung, peripher am Hals, erweitert. In einem Nachsatz in der Mitteilung von 1930 hat Dandy bemerkt, daß er die Hinterwurzeln bei den letzten Fällen nicht mehr durchtrennt habe. Diese bilaterale intradurale vordere Rhizotomie der ersten 3 Zervikalwurzeln, eine intradurale Rhizotomie des N. accessorius und eine nachfolgende bilaterale Neurotomie der Äste des N. accessorius, die in den M. sternocleidomastoideus münden, ist im Schrifttum als Foerster-Dandy-Operation (Abb. 1) für die neurochirurgische Behandlung des spasmodischen Tortikollis bekannt geworden und stellte bis in die 60er Jahre unseres Jahrhunderts die einzig wirksame neurochirurgische Methode zur Behandlung dieser Krankheit dar; sie wird vereinzelt heute noch ausgeführt.

Sie ist in mannigfacher Art und Form modifiziert worden, so von Putnam et al. (1949) [48], von Sorensen u. Hamby (1965) [55], von Arseni u. Maretsis (1971) [4], von Tasker (1976) [59] sowie von Fabinyi u. Dutton (1980) [22]. Hamby u. Schiffer (1969) [32] berichteten über eine Besserung bei 79% ihrer Patienten.

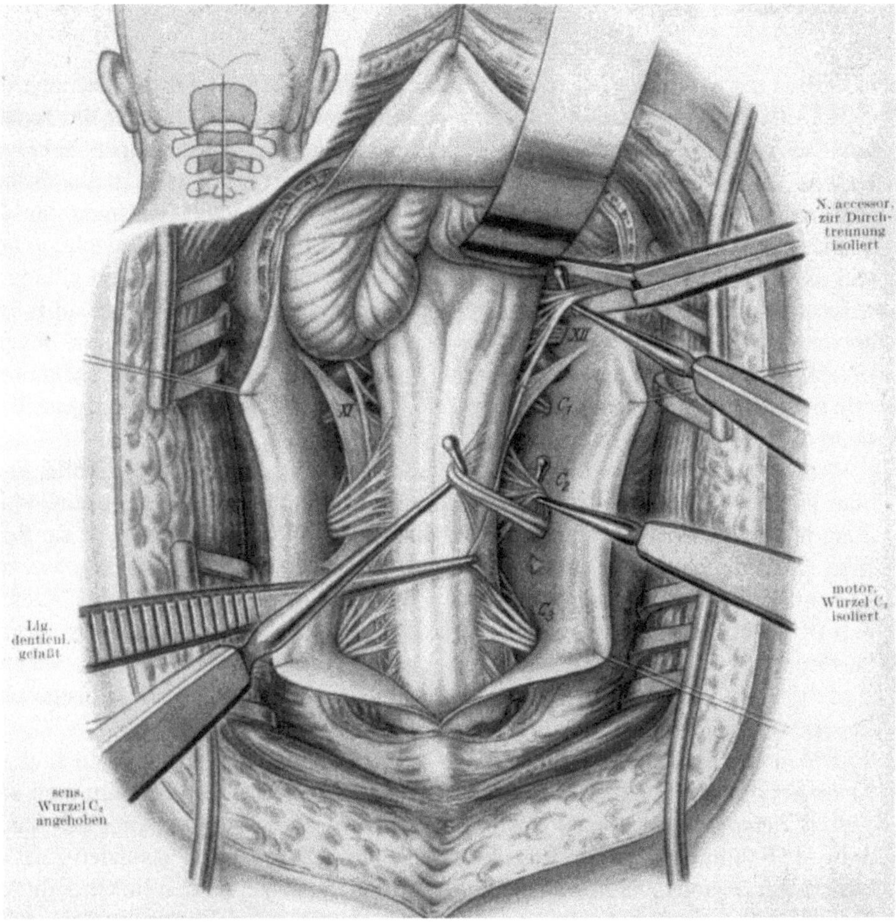


**Abb. 1.** Foerster-Dandy-Operation zur Behandlung des Torticollis spasmodicus, eine doppelseitige intradurale Durchtrennung der 3 ersten motorischen Zervikalwurzeln und der Wurzeln des N. accessorius. (Operationsskizze aus Schürmann 1957 [52]), zusätzlich nachfolgend eine bilaterale Neurotomie peripherer Äste des N. accessorius

In neuer Zeit berichteten Gauthier et al. [29] von sehr guter oder guter Besserung bei den meisten Patienten, meist erst nach 1 Jahr. Auch Bertrand [7] verwies im Hinblick auf seine eigenen früheren Erfahrungen auf gute Ergebnisse, spricht aber die bekannten Nebenwirkungen an, wie Schwäche der Nackenmuskulatur und Instabilität des Nackens mit Limitation in der Bewegungsmöglichkeit, was bekanntlich bis hin zum „drop head" geht.

## Stereotaktische Ausschaltung im Dienzephalon

Aufgrund erweiterter pathophysiologischer Vorstellungen über die Entstehung des zentral-nervösen Tortikollis anhand tierexperimenteller Befunde über die zentralen Steuerungsmechanismen der Wende- und Rotationsbewegungen schlugen Hassler u. Dieckmann [35] einen reduzierenden stereotaktischen thalamischen Eingriff in überwertige Partien der zentralen Steuerungsmechanismen für die Wende- und Rotationsbewegungen vor. Dabei gingen sie von der Vorstellung aus, daß nicht einzelne Muskeln, sondern ganze Gruppen agonistischer und antagonistischer Muskeln für die Fehlhaltungen und Fehlbewegungen beim Tortikollis verantwortlich seien. Gleichzeitig empfahlen sie eine zusätzliche Neurotomie des peripheren N. accessorius, also die Kombination einer stereotaktischen Thalamotomie mit einer peripheren Neurotomie, ein Verfahren, dem sich nachfolgend Bertrand et al. [8] anschlossen.

Das Muster des Bewegungsablaufs bei einem neurologischen Tortikollis kann man sich in 4 Bewegungsrichtungen aufschlüsseln [35]. Einmal liegt eine Wendung in der Horizontalen um eine senkrechte Achse vor, wobei die Nase zur Seite führt. Zum anderen liegt eine Rotation des Kopfes um eine vertikale Achse vor, wobei das Ohr der Schulter angenähert wird, heute gerne als Laterokollis bezeichnet. Beide Formen können getrennt vorkommen, horizontaler Tortikollis und rotatorischer Tortikollis; sie kommen aber auch häufiger kombiniert vor. Seltener sind die Reklination des Kopfes als Retrokollis sowie eine Inklination nach vorne um eine waagerechte Achse als Anterokollis.

Die neuronalen Substrate für diese richtungsbestimmten Bewegungen sind aus Tierexperimenten bekannt [17, 33, 34, 37, 45]. In ihrer Kenntnis kann man sich für das Beispiel des horizontalen Tortikollis beim Menschen den Pathomechanismus der Fehlhaltung folgendermaßen vorstellen (Abb. 2): Im gesunden Zustand besteht ein Gleichgewicht zwischen den jeweils vom rechten und linken Pallidum ausgehenden kontraversiven Wendeimpulsen. Diese stehen auf jeder Seite unter hemmender Kontrolle des Putamens. Beim horizontalen Tortikollis, im unteren Teil der Abb. 2 nach rechts dargestellt, ist die Hemmung des linken Pallidums vermindert, da die hemmende Aktivität vom gleichseitigen Putamen durch Zellausfälle in ihm und/oder im funktionell vorgeschalteten „centre median" dieser Seite insuffizient ist. Es überwiegt die kontraversive Wendewirkung des nicht genügend gehemmten linken Pallidums, der Kopf wird nach rechts gedreht. Ähnliches gilt in Analogie für die Rotationsbewegung in einem interstitiothalamischen Rotationssystem.

Ein Torticollis spasmodicus mit Wende- und Rotationsbewegungen des Kopfes kann gebessert oder behoben werden durch eine stereotaktische Ausschaltung im überwertig aktivem pallidothalamischen Wendesystem kontralateral zur Wenderichtung und/oder in den ipsilateralen interstitiothalamischen Rotationssystemen mit Zielpunkt im Thalamus. Patienten mit einer kombinierten horizontalen und rotatorischen Komponente können einer kombinierten stereotaktischen Koagulation in beiden Systemen zugeführt werden.

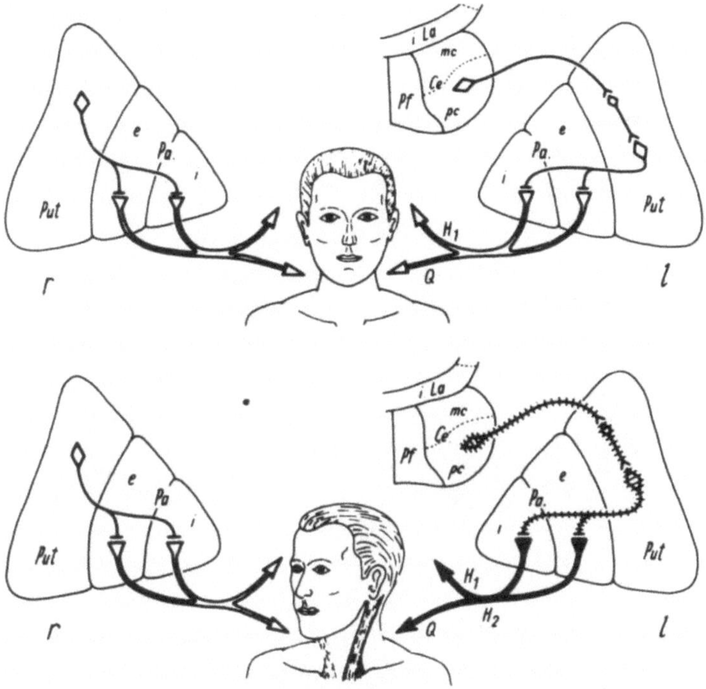


**Abb. 2.** Schema der Wirkungsweise der pallidothalamischen Wendesysteme beim horizontalen Tortikollis. Erklärung im Text. (Aus Hassler u. Dieckmann [35]).

| | |
|---|---|
| *Ce mc* | „Centre median", magnocellularis; |
| *Ce pc* | „Centre median", parvocellularis; |
| *H1* | Forel-Bündel H1; |
| *H2* | Forel-Bündel H2; |
| *i La* | Lamella interna thalami; |
| *l* | links; |
| *Pa e* | Pallidum externum; |
| *Pa i* | Pallidum internum; |
| *Pf* | Nucleus parafascicularis; |
| *Put* | Putamen; |
| *Q* | pallidoretikuläres Bündel Q; |
| *r* | rechts |

Die geschilderte Pathophysiologie eines horizontalen oder rotatorischen zentralnervösen Tortikollis ergibt sich nicht nur aus den genannten tierexperimentellen Untersuchungen, sondern auch aus autoptischen Befunden an Tortikollispatienten, bei denen sich Nervenzellausfälle im Putamen und/oder im funktionell vorgeschalteten „centre median" fanden [3, 31, 36, 63]. Darüber hinaus sprechen auch die Ergebnisse der stereotaktischen dienzephalen Ausschaltungen für ihre Richtigkeit.

So berichtete Cooper bereits 1965 [14] über gute Ergebnisse einer ausgedehnten thalamischen Ausschaltung bei Torsionsdystonien mit Tortikollis. Hassler u. Dieckmann bezogen sich [35, 36] selektiv diesbezüglich nur auf den Tortikollis.

Auch Bertrand [6], Bertrand et al. [8] sowie Augustinsson et al. [5] und von Essen et al. [21] erzielten bei ungefähr 2/3 der Patienten gute oder befriedigende Korrekturen der Kopfhaltung. Stellvertretend für die genannten Mitteilungen seien die eigenen Ergebnisse bei 78 von 92 operierten Patienten angegeben [36]. 34,5% der Patienten hatten eine sehr gute Besserung der Kopfhaltung mit vollständiger Geradeausstellung, 32,2% eine gute und 23,0% eine befriedigende Korrektur. Die zahlreichen Nachuntersuchungen und Nachbehandlungen von Tortikollispatienten, die mit unterschiedlichen Methoden von unterschiedlichen Operateuren behandelt waren, durch Peterson [47] zeigen, daß die stereotaktischen Ausschaltungen im Dienzephalon sehr gute bis gute Ergebnisse auf den Tortikollis haben können. Sie beinhalten allerdings auch die Gefahr bleibender Nebenwirkungen, was bei einem Eingriff an so distinktem Ort nicht verwundert. Nach eigener Erfahrung ist die hauptsächliche Nebenwirkung ein motorischer Neglekt der kontralateral zur Operationsseite befindlichen Extremitäten. Er beträgt im eigenen Krankengut 16,1%. Bertrand et al. [9] weisen auch auf kortikobulbäre Störungen bei 5% ihrer Patienten hin. Der volle Erfolg des Eingriffs stellt sich meist erst nach Monaten ein. Während dieser Zeit ist eine spezielle krankengymnastische Übungsbehandlung auf neurophysiologischer Grundlage zur Konsolidierung des Operationseffekts erforderlich.

1968 haben Mazars et al. [39] die operative Behandlung des Tortikollis durch eine Ausschaltung thalamokortikaler Bahnen der Adversivsysteme in der rostralen Capsula interna berichtet, später gefolgt von Stejskal et al. [57]. In der Hand von Mazars waren die Ergebnisse gut; aus nicht bekannten Gründen ist dieser Zielpunkt in der Folge nicht übernommen worden.

## Epidurale zervikale Stimulation

Im Hinblick auf die Nebenwirkungen der dienzephalen stereotaktischen Ausschaltungen erwies sich die epidurale zervikale Neurostimulation in der Behandlung des Torticollis spasmodicus als begrüßenswerte Alternative. Eine solche Möglichkeit ergab sich seit ihrer Erstbeschreibung von Shealy et al. 1967 [53], 2 Jahre nach Aufstellung der Control-Gate-Theorie von Melzac u. Wall [41]. Hiernach kann die zentripetale Leitung von Schmerzimpulsen durch eine stimulationsinduzierte Neuroaugmentation oder Neuromodulation unterbunden werden. Cook u. Weinstein [13] wendeten dieses Prinzip erstmals zur Beeinflussung motorischer Fehlfunktionen bei Patienten mit multipler Sklerose an. Schließlich schlug Gildenberg 1976 [30] vor, auch Tortikollispatienten mittels therapeutischer Neurostimulation zu behandeln, gefolgt von Waltz u. Pagni 1978 [61]. Diese Stimulation der spinalen Neuroachse zeigte sich in der Behandlung motorischer Fehlfunktionen als recht erfolgreich. Sie beeinflußt zwar nicht die Grundkrankheit kausal, bessert aber ihre Symptome.

In Lokalanästhesie wird unter Bildwandlerkontrolle eine koaxiale, vierpolare Drahtelektrode vom oberen Thorakalbereich bis in Höhe des oberen und mittleren

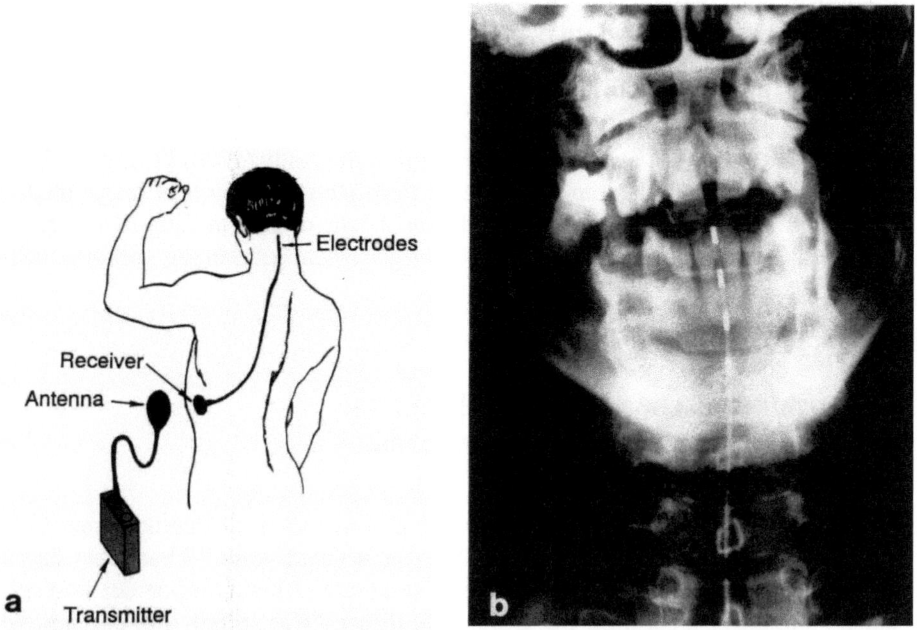


**Abb. 3. a** Schematische Darstellung der Implantation eines Neurostimulationssystems zur Behandlung des Torticollis spasmodicus. **b** Röntgenbild mit vierpolarer koaxialer Stimulationselektrode epidural zervikal

Zervikalbereichs epidural einpunktiert (Abb. 3b). Die implantierte Elektrode wird mit einem computerisierten Empfänger, der subkutan liegt, verbunden und über einen äußeren Sender mittels einer Antennenscheibe durch die intakte Haut per Induktion angesteuert (Abb. 3a). Das System erfordert eine 4- bis 6wöchige Analyse der besten Stimulationsparameter, die für jeden Patienten unterschiedlich bestimmt werden muß und schwierig ist. Erfolgt diese konsequent und wird so die optimale Reiztechnik herausgefunden, sind die Ergebnisse in der Hand des Erfahrenen, entgegen manch anderen Berichten, erfreulich gut.

Waltz et al. [62], die mit dieser Behandlung der Bewegungsstörungen über die meisten Erfahrungen verfügen, berichten für das Spezialgebiet des Tortikollis bei 66 Patienten in 37,9% sehr gute und in 31,8% gute Besserungseffekte, insgesamt also bei 69,7% der Patienten. Eigene Ergebnisse an 18 neurostimulatorisch behandelten Tortikollispatienten zeigten ein gutes bis sehr gutes Ergebnis bei 50%, ein befriedigendes Ergebnis bei 27,8% [19].

Über die Wirkungsweise der Stimulationsbehandlung werden im wesentlichen 3 Theorien diskutiert, die ausführlich bei Waltz et al. [62] dargelegt sind. Am wahrscheinlichsten ist wohl die Erklärung, daß aufsteigende hemmende Substrate des retikulären Aktivierungssystems erregt werden, da sich deren verzweigte Axone vom Halsmark bis in die Kerngebiete des Dienzephalons erstrecken. Hierfür spricht auch, daß die zervikale neuroprosthetische Therapie auf verschiedene Formen motorischer Störungen, wie auch auf Anfallsleiden, günstig wirkt.

Die Nebenwirkungen bei dieser zwar invasiven, aber nicht destruktiven neuroaugmentativen Behandlung bestehen lediglich in gelegentlichen technischen Problemen und sind somit lösbar und nur vorübergehend.

In neuerer Zeit, z.T. auch früher (1983) [1], teilte Andy (1990) [2] gute Erfolge bezüglich der Kopffehlhaltung durch eine tiefe Hirnstimulation in dienzephalen Strukturen bei 4 Patienten mit. Alle 4 hatten 1 Jahr nach dem Eingriff ein gutes Ergebnis, 2 von ihnen waren in 5- bis 8jähriger Nachbeobachtung voll arbeitsfähig.

## Mikrochirurgische neurovaskuläre Lyse der intraspinalen Akzessoriuswurzeln

Freckmann et al. berichteten seit 1981 [26–28] in mehreren Publikationen über gute Ergebnisse auf die Tortikollisfehlhaltung bei insgesamt 33 Patienten durch eine mikrochirurgisch durchgeführte neurovaskuläre Dekompression des intraspinalen Akzessoriusursprungs. Bei Durchsicht dieser Arbeiten fällt auf, daß nur die Wendeform des Tortikollis gut gebessert wird, was die Autoren später (1986) [27] auch selbst erwähnen und den genannten Eingriff für diese Form des Tortikollis empfehlen. Gleichzeitig konkretisieren sie ihre Ansicht über die Wirkungsweise der Behandlung, indem sie, basierend auf anatomischen Untersuchungen von Quaknine u. Nathan [49] für die Wendeform eine periphere Ursache in Form einer einseitigen Imbalance der propriozeptiven Afferenzen für die Kopfkontrolle sehen, die nicht durch Gefäßkontakte mit der Akzessoriuswurzel, sondern über Anastomosen zwischen Hinterwurzel des 1. und 2. Zervikalnervs mit den spinalen Akzessoriuswurzeln zustande kommen. Bei Patienten mit horizontalem Tortikollis fanden sie eine Anzahl solcher Anastomosen, was für eine anatomische Disposition für einen horizontalen Tortikollis spräche. Durchtrennen sie diese Anastomosen, finden sich bei 45% der Patienten gute bis sehr gute Besserungen der Kopffehlhaltung, bei weiteren 36% eine gebesserte Haltung [28]. Shima u. Fukui [54] berichten über eine vollständige Besserung bei 8 von 15 Patienten und über eine deutliche Besserung bei 5 von diesen 15 Patienten aufgrund gleicher Überlegungen, ebenso wie auch Mino et. al. [44].

## Selektive periphere Denervation von Hals- und Nackenmuskeln

Bertrand et al. gingen 1978 [8] dazu über, beim Tortikollis neben der stereotaktischen Thalamotomie auch den peripheren N. accessorius zu durchtrennen. Später sahen sie dann, daß eine erweiterte periphere Denervierung, auch ohne Thalamotomie, erfolgreich war, wenn diese den M. sternocleidomastoideus kontralateral zur Wenderichtung und den M. splenius capitis, den M. semispinalis und teilweise auch den M. trapezius ipsilateral zur Wende- und Rotationsrichtung betrafen. Dies wurde durch eine periphere, extraspinale Neurotomie erreicht, einmal der Äste des peripheren N. accessorius, die in die Hinterwand des M. sternocleidomastoideus eintreten, und zum anderen der gegenseitigen Rr. dorsales aus den Zervikalnerven C1–C6, gelegentlich auch C7, abhängig vom EMG-Befund.

Bertrand berichtete zuletzt 1988 [7] über 91 Patienten mit Torticollis spasmodicus, bei denen diese selektive periphere Denervation eine vollständige oder sehr deutliche Besserung der Kopffehlhaltung bei 80 Patienten ergeben hatte. In gleichem Sinne äußerten sich Richter u. Braun [51]. Sie fanden eine deutliche Besserung bei 14 von 19 Patienten.

Eigene Erfahrungen mit dieser Behandlung betreffen 20 Patienten [18]. 75% der Patienten hatten eine gute Besserung der Kopffehlhaltung (Abb. 4). Die Beurteilung „gut" wird hier bewußt indifferent gehalten, da die exakte Feststellung des Grades der Besserung vom Zeitpunkt der Nachuntersuchung abhängt. Manchmal ergibt sich ein ausgezeichnetes Ergebnis schon einige Tage nach dem Eingriff, wie in Abb. 4 gezeigt; andererseits gibt es auch Patienten, bei denen erst Monate später eine vollständige Freiheit oder fast Symptomfreiheit erzielt wird. Dies hängt wesentlich von einer anschließenden krankengymnastischen Übungsbehandlung auf neurophysiologischer Grundlage ab. Ebenso wie nach den stereotaktischen Eingriffen und bei der neurostimulatorischen Behandlung ist auch hier

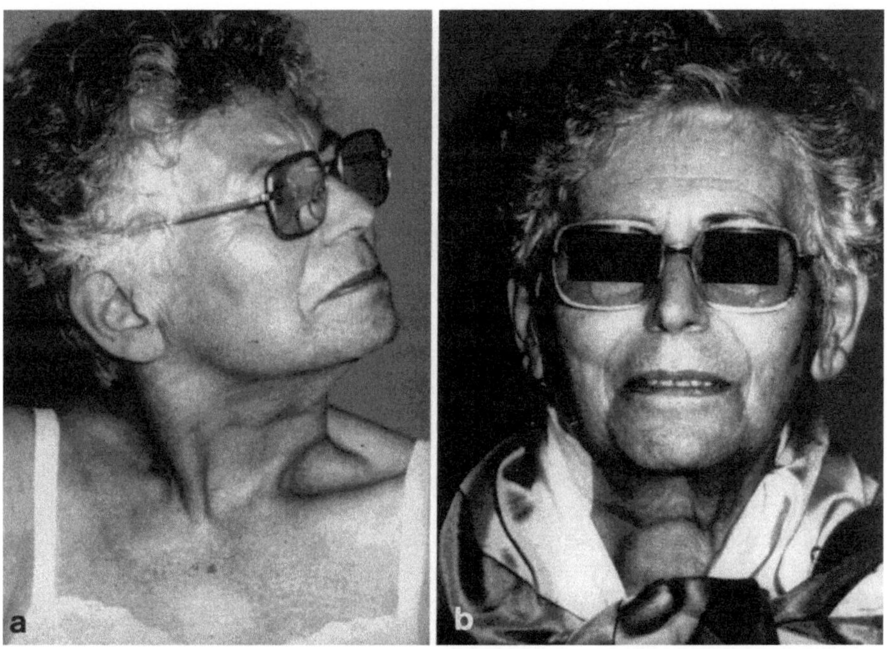


**Abb. 4.** Patientin mit Tortikollis-Fehlhaltung vor (**a**) und 5 Tage nach (**b**) selektiver peripherer Denervation von Hals- und Nackenmuskeln

die anschließende Physiotherapie ein integraler Bestandteil der Behandlung. Ihr Ziel besteht in der Hemmung evtl. noch vorhandener Überinnervationen in nicht denervierten Muskeln, in einem Auftrainieren der bisher unterdrückten antagonistischen Muskulatur sowie in einer allgemeinen Relaxierung der Nackenmuskeln. Der Erfolg beider therapeutischen Maßnahmen hängt natürlich von der genauen Indikationsstellung ab, die sich auf den reinen Torticollis spasmodicus und nicht auf eine segmentale Dystonie beschränken muß.

Nebenwirkungen sind bei mikrochirurgischer Technik gering. Insofern gilt Foersters warnender Hinweis von 1929 [25] für die extraspinale Neurotomie: „Man hat vorgeschlagen, die Rami posteriores der oberen Zervikalnerven außerhalb der Wirbelsäule zu resezieren, ein äußerst mühseliges Verfahren, das kaum je radikal durchgeführt werden kann. Vergegenwärtigen Sie sich die in der Tiefe unter Muskelmassen versteckte Lage dieser Nerven, betrachten Sie ihren komplizierten und verschlungen Verlauf und bedenken Sie, wie blutig solche Operationen in der Tiefe der Nackenmuskeln sind", heute nicht mehr. Hinzuweisen ist jedoch auf die zu erwartende fehlende Hautsensibilität in den Zervikaldermatomen, die von den resezierten Rr. posteriores versorgt werden, im wesentlichen sind C2 und C3 betroffen.

## Schlußbemerkung

Für den Torticollis spasmodicus bietet sich heute als symptomatische neurochirurgische Behandlungsmöglichkeit die periphere selektive Denervation der hauptsächlich befallenen Hals- und Nackenmuskeln als einmalige effektive Maßnahme an. Insofern besteht eine Renaissance der früheren extraspinalen Neurotomien. Demgegenüber ist die korrekt durchgeführte Neurostimulationsbehandlung zwar auch erfolgreich und v.a. nicht destruktiv, sie behindert aber wegen der notwendigen permanenten Stimulation den Patienten. Die stereotaktische dienzephale Ausschaltung wird dagegen für den Torticollis spasmodicus heute nicht mehr angewandt. Inwieweit die neurochirurgischen Verfahren durch die lokale Applikation von Botulinum-A-Toxin ersetzt werden können, ist zur Zeit noch offen.

## Literatur


1. Andy KOJ (1983) Thalamic stimulation for control of movement disorders. Appl Neurophysiol 46:107–111
2. Andy KOJ (1990) Torticollis treated bei mesothalamic stimulation. Stereot Funkt Neurosurg 54/55:221
3. Alpers BJ, Drayer CS (1937) The organic background of some cases of spasmodic torticollis. Report of case with autopsy. Am J Med Sci 193:378–384
4. Arseni C, Maretsis M (1971) The surgical treatment of spasmodic torticollis. Neurochirurgia 14:177–180

5. Augustinsson L-E, von Essen C, Lindqvist G (1977) VOI Thalamotomy in spasmodic torticollis. Abstr III Meet Europ Soc Stereot Funct Neurosurg, Freiburg 1977, p 5, 9
6. Bertrand C (1976) The treatment of spasmodic torticollis with particular reference to thalamotomy. In: Morley T (ed) Current controversies in neurosurgery. Saunders, Philadelphia, pp 445–459
7. Bertrand CM (1988) Surgical management of spasmodic torticollis and adult-onset dystonia with emphasis on selective denervation. In: Schmiedek H, Sweet W (eds) Operative neurosurgical techniques. 2nd ed, Grune & Stratton, Orlando, pp 1261–1269
8. Bertrand C, Molina-Negro P, Martinez SN (1978) Combined stereotactic and peripheral surgical approach for spasmodic torticollis. Appl Neurophysiol 41:122–133
9. Bertrand C, Molina-Negro P, Martinez SN (1979) Stereotactic targets for dystonia and dyskinesias. Their relationsship to cortico-bulbar fibers and other adjoining structures. In: Poirier LJ, Sourkes TK, Bédard PJ (eds) Advances in neurology vol 24: The extrapyramidal system and its disorders. Raven New York, pp 395–399
10. Bertrand C, Molina-Negro P, Martinez SN (1982) Technical aspects of selective peripheral denervation for spasmodic torticollis. Appl Neurophysiol 45:326–330
11. Bertrand C, Molina-Negro P, Bouvier G, Gorezyca W (1987) Observations and analysis of results in 131 cases of spasmodic torticollis after selective denervation. Appl Neurophysiol 50:319–323
12. Collier M (1890) Spasmodic torticollis treated by nerve ligature. Lancet 1890, p 1354
13. Cook AW, Weinstein P (1973) Chronic dorsal column stimulation in multiple sclerosis: Preliminary report. NY J Med 73:2868–2872
14. Cooper IS (1965) Clinical and physiological implications of thalamic surgery for disorders of sensory communications, part II. Intention tremor, J Neurol Sci 2:520–553
15. Dandy WE (1930) An operation for the treatment of spasmodic torticollis. Arch Surg 20:1021–1032
16. Deuschl G (1989) Der idiopathische Torticollis spasmodicus: eine fokale Dystonie. Nervenarzt 60:377–385
17. Dieckmann G, Hassler R (1968) Reizexperimente zur Funktion des Putamen der Katze. J Hirnforsch 10:187–225
18. Dieckmann G, Vadokas V (1990) Die periphere selektive Denervation von Hals- und Nackenmuskeln als neueres Verfahren in der Therapie des Torticollis spasmodicus Abstr 63. Jahrestag. Dtsch Ges Neurologie, Darmstadt, 1990, S 114
19. Dieckmann G, Veras G (1985) Bipolar spinal cord stimulation for spasmodic torticollis. Appl Neurophysiol 48:339–346
20. Dupuytren G (1925) Zit. nach Finney and Hugson (Spasmodic torticollis, 1925)
21. Essen C v, Augustinsson L-E, Lindqvist G (1980) VOI Thalamotomie in spasmodic torticollis. Appl Neurophysiol 43:159–163
22. Fabinyi G, Dutton J (1980) The surgical treatment of spasmodic torticollis. Aust NZ J Surg 50:155
23. Finney JMT, Hughson W (1925) Spasmodic torticollis. Ann Surg 81:255–269
24. Foerster O (1926) Operative Behandlung des Torticollis spasticus. Zentralbl Chir 44:2804–2805
25. Foerster O (1929) Torticollis spasticus Z Orthop Chir (Beil Heft) 51:144–168
26. Freckmann N, Hagenah R, Hermann H-D, Müller D (1981) Treatment of neurogenic torticollis by microvascular lysis of the accessory nerve roots – Indication, technique, and first results. Acta Neurochir 59:167–175
27. Freckmann N, Hagenah R, Hermann H-D, Müller D (1986) Bilateral microsurgical lysis of the spinal accessory nerve roots for treatment of spasmodic torticollis. Acta Neurochir 83:47–53
28. Freckmann N, Hermann H-D (1987) Bilateral microsurgical accesossoriolyis for the treatment of spasmodic torticollis. In: Voth D, Gless P (eds) Diseases in the craniocervical junction. de Gruyter, Berlin New York, pp 205–212

29. Gauthier S, Perot P, Bertrand G (1988) Role of surgical anterior rhizotomies in the management of spasmodic torticollis. Adv Neurol 50:633–645
30. Gildenberg PL (1976) Treatment of spasmodic torticollis by dorsal column stimulation. Rev Inst Nal Neurologia 10:11–15
31. Grinker RR, Walker AE (1922) The pathology of spasmodic torticollis with a note on respiratory failure from anaesthesia in chronic encephalitis. J Nerv Ment Dis 78:630–637
32. Hamby WB, Schiffer S (1969) Spasmodic torticollis: results after cervical rhizotomy in 50 cases. J Neurosurg 31:323–326
33. Hassler R (1956) Die zentralen Apparate der Wendebewegungen, I. und II. Arch Psychiatr Nervenkr 194:456–516
34. Hassler R, Dieckmann G (1968) Locomotor movements in opposite directions induced by stimulation of pallidum or of putamen. J Neurol Sci 8:189–195
35. Hassler R, Dieckmann R (1970) Die stereotaktische Behandlung des Torticollis aufgrund tierexperimenteller Erfahrungen über die richtungsbestimmten Bewegungen. Nervenarzt 41:473–487
36. Hassler R, Dieckmann G (1982) Stereotaxic treatment for spasmodic torticollis. In: Schaltenbrand G, Walker AE (eds) Stereotaxy of the human brain. Thieme, Stuttgart New York, pp 522–531
37. Hassler R, Hess WR (1954) Experimentelle und anatomische Befunde über die Drehbewegungen und die nervösen Apparate. Arch Psychiatr Nervenkr 192:488–526
38. Keen WW (1891) A new operation for spasmodic wry neck. Namely, division or exsection of the nerves supplying the posterior rotator muscles of the head. Ann Surg 13:44–47
39. Mazars G, Mérienne L, Chodkiewicz JP (1968) La chirurgie des dyskinésie d'orientation céphalique. Neurochirurgie 14:745–752
40. McKenzie KG (1924) Intrameningeal division of the spinal accessory and roots of the upper cervical nerves for the treatment of spasmodic torticollis. Surg Gynecol Obstet 39:5–10
41. Melzack R, Wall PD (1965) Pain mechanisms: a new theory. Science 150:971–979
42. Mikulicz J (1895) Über die Exstirpation des Kopfnickers beim muskulären Schiefhals, nebst Bemerkungen zur Pathologie dieses Leidens. Zentralbl Chir 22:1
43. Minnius I (1641) Zit. nach Finney u. Hughson (Spasmodic torticollis, 1925)
44. Mino S, Mizobuchi M, Ohmoto T (1990) Spasmodic torticollis treatet by selective rhizotomy. Stereot Funct Neurosurg 54/55:222–223
45. Montanelli RP, Hassler R (1964) Motor effects elicited by stimulation of the pallido-thalamic system in the cat. In: Bargmann W, Schadé JP (eds) Lectures on diencephalon. Elsevier, Amsterdam, pp 56–66
46. de Morgan C (1867) A case in which severe spasmodic contraction of cervical muscles is produced by movement. Lancet, p 128
47. Peterson E (1990) Persönliche Mitteilung
48. Putnam TJ, Herz E, Glaser GH (1949) Spasmodic torticollis. III. Surgical treatment. Arch Neurol 61:240–247
49. Quaknine G, Nathan H (1973) Anastomotic connections between the eleventh nerve and the posterior root of the first cervical nerve in humans. J Neurosurg 38:189–197
50. de Quervain F (1896) Le traitement chirurgical de torticolis spasmodique d'après la méthode de Kocher. Semaine Med 16:405
51. Richter H-P, Braun V (1990) Operative Therapie des Torticollis spasmodicus. Die selektive periphere Denervierung. Fortschr Med 108:589–592
52. Schürmann K (1957) Die Chirurgie der extrapyramidalen Hyperkinesen. In: Olivecrona H, Tönnis W (Hrsg) Handbuch der Neurochirurgie, Bd 6, Chirurgie der Nerven- und Hirnbahnen. Springer, Berlin Göttingen Heidelberg, S 58–136
53. Shealy CN, Mortimer JT, Reswick JB (1967) Electrical inhibition of pain by stimulation of the dorsal columns: preliminary clinical report. Anesth Analg 46:489–491

54. Shima F, Fukui M (1990) Clinical picture and surgical treatment of spasmodic torticollis of eleventh nerve origin. Stereot Funct Neurosurg 54/55:223
55. Sorensen BF, Hamby WB (1965) Spasmodic torticollis: results in 71 surgically treatet patients. JAMA 194:706–708
56. Stahl C, Gleim R, Wessels D (1986) Der akute mechanische Schiefhals. Orthop Prax 6:413–418
57. Stejskal L, Vladyka V, Tománec Z (1981) Surgical possibilitis for alleviation for axial dyskinesias-comparison for forced movements of head and eyes. Appl Neurophysiol 44:320–329
58. Suchowersky O, Calne DB (1988) Non-dystonic causes of torticollis. In: Fahn S, Marsden CD, Calne DB (eds) Advances in neurology, vol 5 Dystonia. Raven, New York, pp 501–508
59. Tasker RR (1976) The treatment of spasmodic torticollis by peripheral denervation: the McKenzie operation. In: Morley T (ed) Current controversies in neurosurgery. Saunders, Philadelphia, pp 448–454
60. Taylor AS (1915) Operation for relief of spasmodic torticollis. In: Johnson AB (ed) Operative therapeutics, vol I, XXXIV. Appleton, New York London, p 533
61. Waltz JW, Pagni KC (1978) Spinal cord stimulation in disorders of the motor system. Proc. 6th Int. Symp. External Control of Human Extremities, 1978, pp 545–556
62. Waltz JM, Andreesen WH, Hunt DP (1987) Spinal cord stimulation and motor disorders. PACE 10:180–204
63. Wimmer A (1929) Le spasme de torsion. Rev Neurol 36:904–915
64. Xinkang C (1981) Selective resection and denervation of cervical muscles in the treatment of spasmodic torticollis: results in 60 cases. Neurosurgery 8:681–688

# Die selektive periphere Denervierung zur Behandlung des Torticollis spasmodicus

H.-P. Richter und V. Braun

## Einleitung

Nur bei einer Minderzahl von Patienten mit neurogenem Torticollis spasmodicus bessert sich die klinische Symptomatik spontan [13, 16, 19, 21, 22] oder auf konservativ-medikamentöse Therapie [1, 8, 18, 21, 26]. Bei der Mehrzahl von ihnen sind deshalb andere Behandlungsverfahren zu diskutieren, darunter auch die operativen Möglichkeiten, die Dieckmann dargestellt hat (s. oben). Die meisten Operationen sind destruktiv. Sie greifen im Zentralnervensystem, an den spinalen Wurzeln, an peripheren Nervenästen oder den Muskeln selbst an. Claude Bertrand, funktioneller Neurochirurg aus Kanada, entwickelte die sog. *selektive periphere Denervierung* der betroffenen Muskeln, bei der die Nervenäste nahe an den Muskeln reseziert werden [5–7]. Eine von der Idee her vergleichbare Operation wurde übrigens schon von O. Foerster praktiziert und mitgeteilt [11]. Er gab sie aber auf, denn in seiner Hand war es „ein äußerst mühseliges Verfahren, das kaum je radikal durchgeführt werden kann". Wir berichten über unsere Erfahrungen bei 35 Patienten. Wir haben den Eingriff gegenüber der Originalmethode modifiziert.

## Patientengut

Unter den von uns gesehenen Patienten mit einem Torticollis spasmodicus wurden von Juni 1988 bis Dezember 1989 35 nach der von Bertrand beschriebenen Methode der selektiven peripheren Denervierung operiert. Es handelte sich um 18 Frauen und 17 Männer im Alter zwischen 22 und 68 Jahren. Bei einem Patienten war der Tortikollis kurz nach einem Zeckenbiß mit Erythema migrans aufgetreten. Dies war der einzige Patient, der relativ früh nach Ausbruch der fokalen Dystonie operiert wurde, nämlich 4 Monate später. Bei allen anderen hatte die Symptomatik mindestens 2 Jahre bestanden, im längsten Fall 24 Jahre. Von 35 untersuchten Patienten war der Borrelientiter im Serum bei 7 in der IgM-Fraktion und bei 3 in der IgG-Fraktion positiv. Die Liquortiter sind nicht untersucht worden. Zwei berichteten über ein unterschiedlich lang zurückliegendes Trauma der Halswirbelsäule, meist ein Bagatelltrauma. Ein Patient hatte ein dreiviertel Jahr zuvor ein Schädel-Hirn-Trauma erlitten. Alle Patienten waren konservativ erfolglos vorbehandelt worden, bevor sie zu uns kamen, keiner jedoch mit Botulinumtoxin. Die Behandlung hatte u.a. in unterschiedlichen Medikamenten, Psychotherapie, Biofeedback bestanden.

Bereits die klinisch-neurologische Untersuchung läßt Rückschlüsse auf die beteiligten Muskeln zu. Diese wurden anschließend elektromyographisch genauer definiert. Es wurde bipolar mit Nadelelektroden simultan aus jeweils 2 symmetrischen Muskeln abgeleitet, also z.B. den beiden Mm. sternocleidomastoidei und splenii capitis (Nadelelektroden der Firma MTS Medizintechnik, München, 17 mm unisolierte Platinelektroden, EMG-Gerät TESY der Firma Tönnies, Freiburg i.Br. und später VIKING der Firma Nicolet). Alle Patienten wurden fotografisch und auf Videoband dokumentiert; 10 unterzogen sich besonderen neurophysiologischen Tests in der Sektion Neurophysiologie der Universität Ulm [2].

Zwar war das Muster der beteiligten Muskeln recht vielfältig (Abb. 1). Dennoch dominierten der M. sternocleidomastoideus der einen Seite und der ipsi- oder kontralaterale M. splenius capitis, je nachdem, ob es sich um einen rein horizontalen oder um einen horizontal-rotatorischen Tortikollis handelte (Definition nach Hassler u. Dieckmann, [15]). Keiner der Patienten hatte einen reinen Retrocollis, und bei keinem stand der M. trapezius im Vordergrund der Dystonie; 7 Patienten hatten zusätzlich einen Kopftremor, 2 Patienten orale Dyskinesien. Es wurde eine Patientin operiert, bei der die Dystonie auch Rumpf oder Extremitäten betraf. Ein gleichzeitiges Auftreten von Tortikollis und Thoracic-outlet-Syndrom, von Disertori et al. als „Manto-Syndrom" bezeichnet [10], haben wir nie gesehen. Alle Patienten hatten ein normales Computertomogramm oder Kernspintomogramm des Schädels.

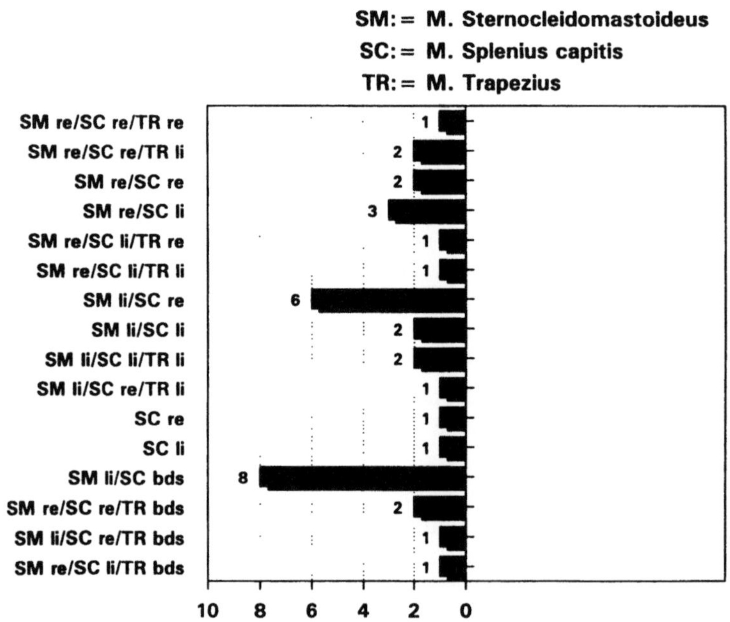


**Abb. 1.** Kombination der am Torticollis spasmodicus beteiligten Muskeln bei 35 Patienten

**Tabelle 1.** Innervation der Nackenmuskulatur durch spinale Segmente. (Nach Sorensen u. Hamby 1969)

| | |
|---|---|
| M. trapezius | C1–C3 (C4) (und N. accessorius) |
| M. sternocleidomastoideus | C1–C3 (und N. accessorius) |
| Mm. longissimus capitis et cervicis | C1–Th1 |
| Mm. splenius capitis et cervicis | C1–Th1 |
| Mm. semispinalis capitis et cervicis | C1–Th1 |
| M. multifidus cervicis | C1–Th1 |
| Mm. longus capitis et cervicis | C1–C5 |

Den Empfehlungen Bertrands entsprechend injizierten wir am motorischen Punkt des M. sternocleidomastoideus, sofern dieser Muskel betroffen war, 5–10 ml Scandicain oder Xylonest 1%, um damit dessen Innervation vorübergehend zu blockieren und festzustellen, wie hoch der Anteil dieses Muskels an der Dystonie ist. Wir gaben dies aber bald auf, da die Injektion unserer Erfahrung nach keinen über die klinische und elektromyographische Untersuchung hinausgehenden Beitrag zur Indikationsstellung oder Planung des operativen Eingriffs leistet.

Ziel des operativen Eingriffs ist die anhaltende Unterbrechung der Nervenversorgung der bei der Dystonie beteiligten Muskeln, das sind in aller Regel der M. sternocleidomastoideus einer Seite und die ipsi- oder kontralaterale Nackenmuskulatur. Innerhalb dieser ist der M. splenius capitis der mächtigste Muskel.

Der M. sternocleidomastoideus wird nicht allein vom N. accessorius versorgt, sondern oft zusätzlich von Ästen aus den oberen Zervikalwurzeln C1 bis C3 ([26], Tabelle 1). Für die Planung der Operation bedeutet dies, daß man sich nicht mit den Nervenästen aus dem N. accessorius zufrieden geben darf, sondern zusätzlich nach Ästen aus den Segmenten C1–C3 suchen muß, will man den Muskel chirurgisch vollständig denervieren.

Die Nackenmuskulatur wird multisegmental versorgt, und zwar von den Rr. dorsales C1 bis Th1 ([26], Tabelle 1). Die Rr. dorsales sind extraspinale Nervenäste, die den jeweiligen Spinalnerven nahe am Spinalganglion und lateral der Wirbelgelenke den Spinalkanal verlassen. Der R. dorsalis C1 oder N. suboccipitalis liegt zwischen Okziput und Atlasbogen, der R. dorsalis C2 zwischen Atlasbogen und der Lamina des 2. HWK. Die kaliberstärksten sind die Rr. dorsales C1–C3, unter diesen wiederum der R. dorsalis C2, aus dem der sensible N. occipitalis major entspringt. Die übrigen Rr. dorsales führen im wesentlichen motorische Fasern zu den Nackenmuskeln. Die Rami dorsales C1 bis C6 werden extraspinal reseziert (Abb. 4).

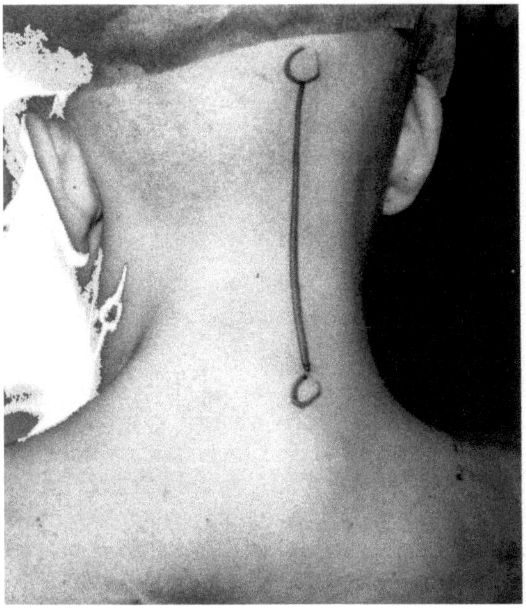

**Abb. 2.** Schnittführungen zur Freilegung des N. accessorius an der Rückseite des M. sternocleidomastoideus am seitlichen Hals sowie der zervikalen Rami dorsales in der Nackenmitte. Der motorische Punkt des M. sternocleidomastoideus wurde mittels transkutaner elektrischer Reizung ermittelt und durch einen Kreis auf der Haut markiert. Die Endpunkte der Markierung im Nakken kennzeichnen die Protuberantia occipitalis externa und den Dornfortsatz des 7. Halswirbels

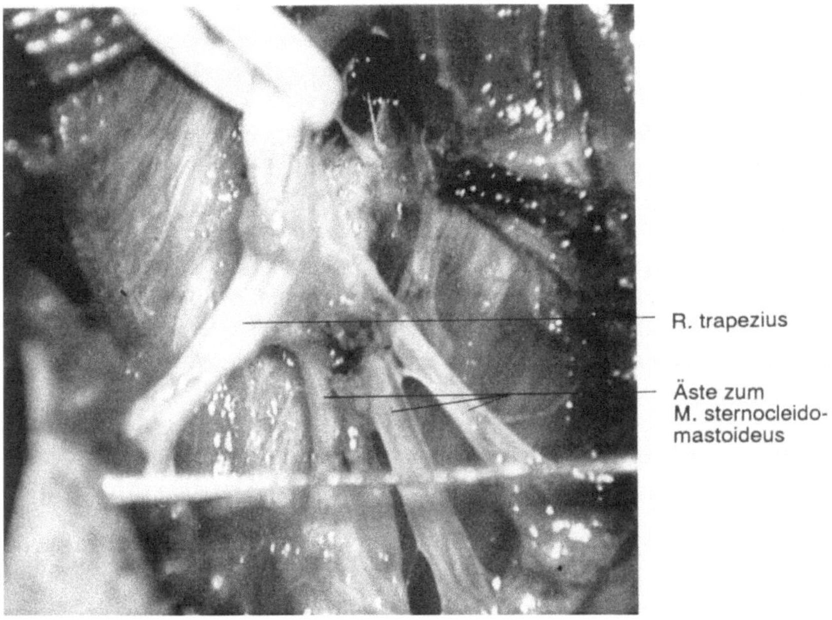


**Abb. 3.** Der rechte N. accessorius und seine Äste zu M. sternocleidomastoideus und R. trapezius sind freigelegt (Operationssitus)

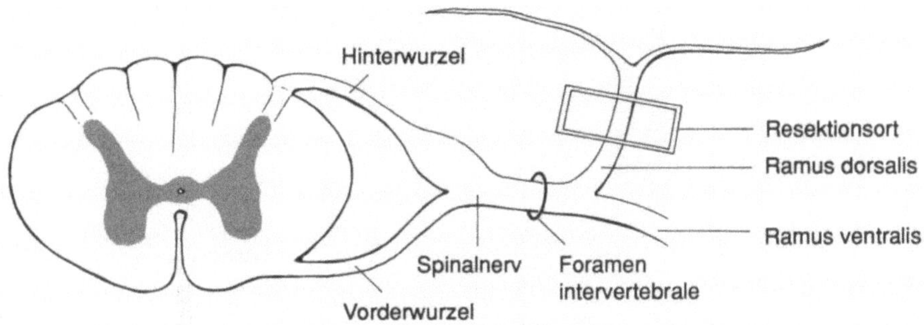


**Abb. 4.** Schematische Darstellung der Resektion der zervikalen Rr. dorsales

## Operationsmethoden

Die Patienten werden in halbsitzender Position operiert. Diese Position beinhaltet das Risiko einer Luftembolie, wenn Venen z.B. in der Tiefe des Nackens eröffnet werden. Alle Patienten sind deshalb mit Vorhofkatheter und präkordialer Dopplersonde versorgt. Der endexspiratorische $pCO_2$ der Atemluft wird kontinuierlich registriert (Kapnographie). Die Patienten werden mit positivem endexspiratorischem Druck (PEEP) beatmet. Sie sind während des Eingriffs nicht relaxiert, da die Nervenäste mittels monopolarer Stimulation identifiziert werden (Radionics RFG-3B, Stimulationselektrode TEC der Fa. Radionics). Im Gegensatz zu Bertrand führen wir den Eingriff nicht makrochirurgisch aus, sondern bedienen uns des Operationsmikroskops zur Darstellung der einzelnen Nervenäste.

Ist ein *M. sternocleidomastoideus* betroffen, so wird sein motorischer Punkt transkutan elektrisch bestimmt und der N. accessorius dann an der Rückseite des Muskels aufgesucht, bevor der Ast oder die Äste zum M. sternocleidomastoideus identifiziert werden (Abb. 2, 3). Die Äste werden gereizt und anschließend die unter ihnen über eine Strecke von 1–2 cm reseziert, bei der die Reizung von einer Kontraktion des Muskels gefolgt ist. Im Gegensatz zu Bertrand reißen wir die Nervenäste nicht distalwärts aus. Den Akzessoriusast zum M. trapezius können weiter distal rekurrierende Äste zum M. sternocleidomastoideus verlassen. Auf sie ist besonders zu achten. Nach der Resektion aller bisher isolierter Nervenäste wird die Rückseite des Muskels gereizt, um nach eventuellen zusätzlichen Ästen aus den oberen Zervikalwurzeln zu fahnden [11, 26], die wir dann gleichfalls resezieren. Anfangs entfernten wir bei einigen Patienten zusätzlich den M. sternocleidomastoideus selbst. Dies hat sich aber als unnötig erwiesen und ist eigentlich eine unlogische Erweiterung des Eingriffs.

Für den Zugang zu den *Rr. dorsales* bedient sich Bertrand eines L-förmigen Hautschnitts. Der vertikale Schenkel reicht in der dorsalen Mittellinie von der Protuberatia occipitalis externa bis zum Dornfortsatz des 6. Halswirbels, der horizontale Schenkel (des umgekehrten L) verläuft an der Hinterhauptschuppe nach lateral auf der Seite der zu resezierenden Rr. dorsales. Bertrand trennt dann den

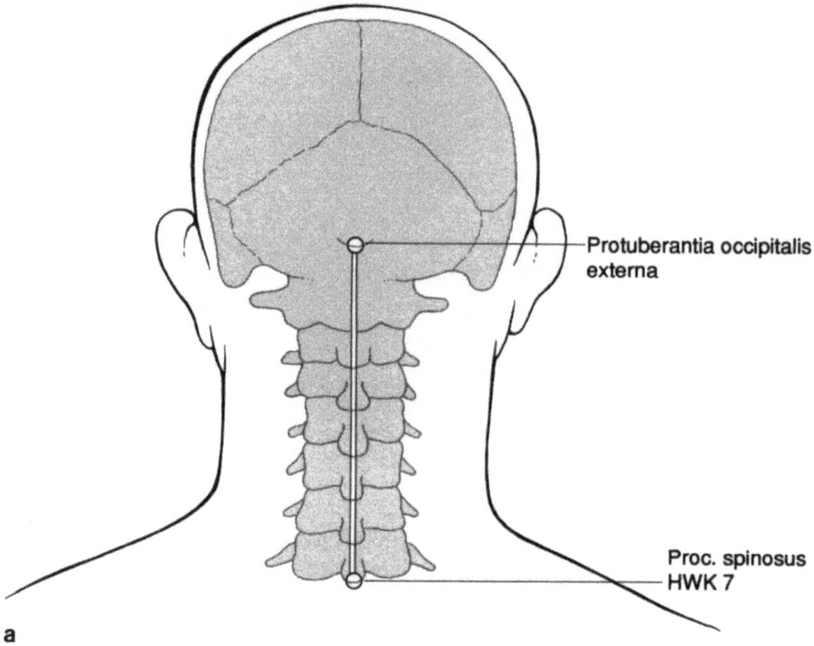


a

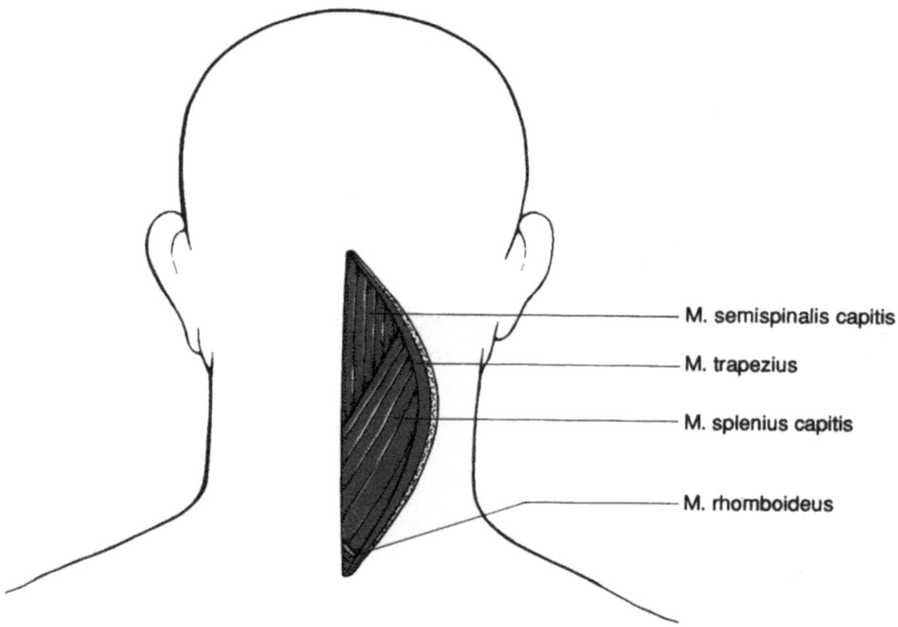


b

**Abb. 5 a–d.** Schematische Darstellung der operativen Technik zur Freilegung der rechten zervikalen Rami dorsales. **a** Schnittführung von Protuberantia occipitalis externa bis zum Dornfortsatz des 7. Halswirbels. **b** Der M. trapezius ist lateralwärts gedrängt. Mm. semispinalis capitis und splenius capitis sind sichtbar. **c** Nach Abdrängen der Mm. semispinalis capitis und splenius capitis Darstellen des M. semispinalis cervicis und der anderen am Dornfortsatz des 2. Halswirbels konvergierenden Muskeln (Mm. obliquus capitis inferior und rectus capitis posterior major). **d** Darstellung der zervikalen Rr. dorsales, ohne daß Nackenmuskeln durchtrennt werden

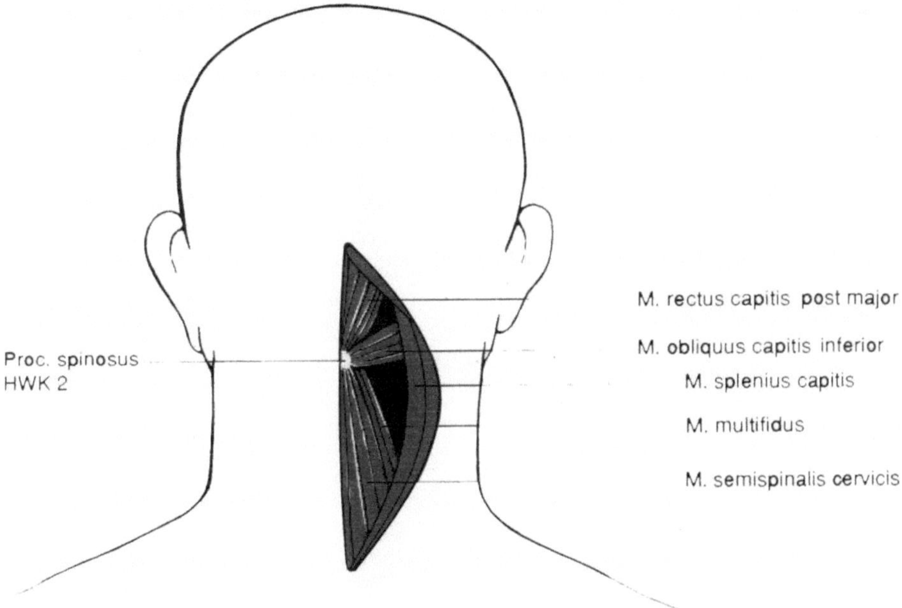
Proc. spinosus
HWK 2
M. rectus capitis post major
M. obliquus capitis inferior
M. splenius capitis
M. multifidus
M. semispinalis cervicis

c

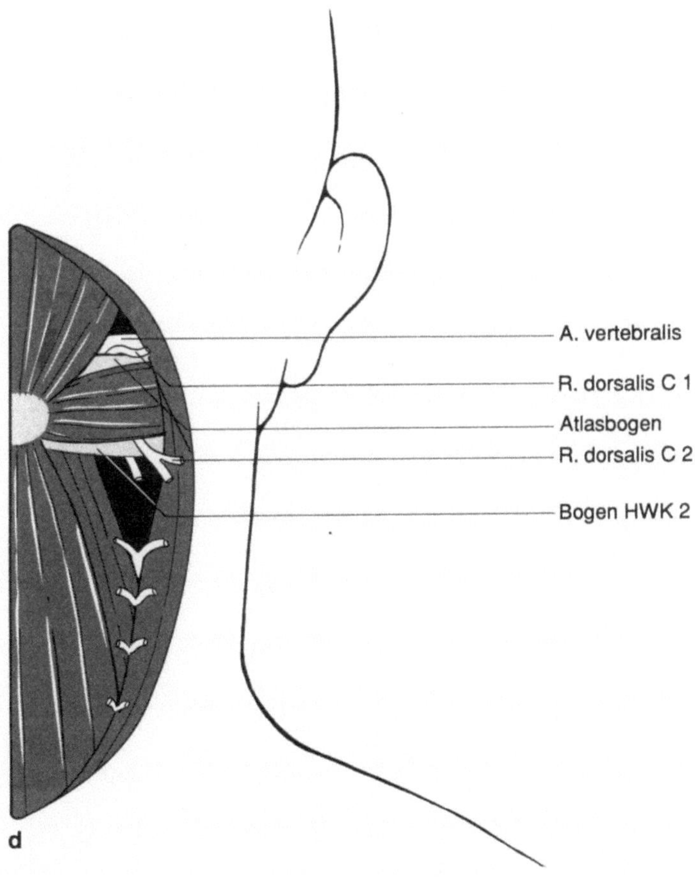
A. vertebralis
R. dorsalis C 1
Atlasbogen
R. dorsalis C 2
Bogen HWK 2

d

M. trapezius passager von der Hinterhauptschuppe ab und löst die tiefen Muskeln von Dornfortsätzen und Laminae, bis er die Rr. dorsales lateral der Wirbelgelenke identifizieren kann. Wir haben diese Technik modifiziert und sie dadurch weniger traumatisch gemacht. Zum einen operieren wir im Gegensatz zu Bertrand mikrochirurgisch. Zum anderen bedienen wir uns der natürlichen Spalträume für den Zugang zu den genannten Nervenästen. Dafür genügt ein vertikaler dorsomedianer Hautschnitt (Abb. 2, 5).

Wir gehen unter M. trapezius und M. splenius capitis auf dem M. semispinalis cervicis und M. multifidus lateralwärts, bis wir den R. dorsalis C2 lateral und unterhalb des Wirbelgelenks C1/2 erreicht haben, also in einer Ebene zwischen den Laminae des 1. und 2. Halswirbels. Hier liegt er zwischen dem Unterrand des M. obliquus capitis inferior und dem Oberrand der Lamina des 2. Halswirbels. Auch der genannte Muskel muß nicht unbedingt durchtrennt werden (Abb. 5d). Als recht kräftiger Nerv ist der R. dorsalis C2 unter den darzustellenden Ästen am leichtesten aufzufinden (Abb. 7). Man kann sich die Suche erleichtern, indem man ihn mittels monopolarer Stimulation identifiziert. Ist R. dorsalis C2 isoliert und angeschlungen, suchen wir als nächsten den R. dorsalis C3 auf, später die Rr. dorsales C4–C6. Diese liegen vom R. dorsalis C2 aus sozusagen in der Fallinie, und zwar in einem Spaltraum zwischen M. semispinalis capitis und M. multifidus (Abb. 5c, 6). Schließlich fehlt noch der R. dorsalis C1 oder N. suboccipitalis. Er liegt zwischen A. vertebralis und Oberrand des Atlasbogens und ist ziemlich

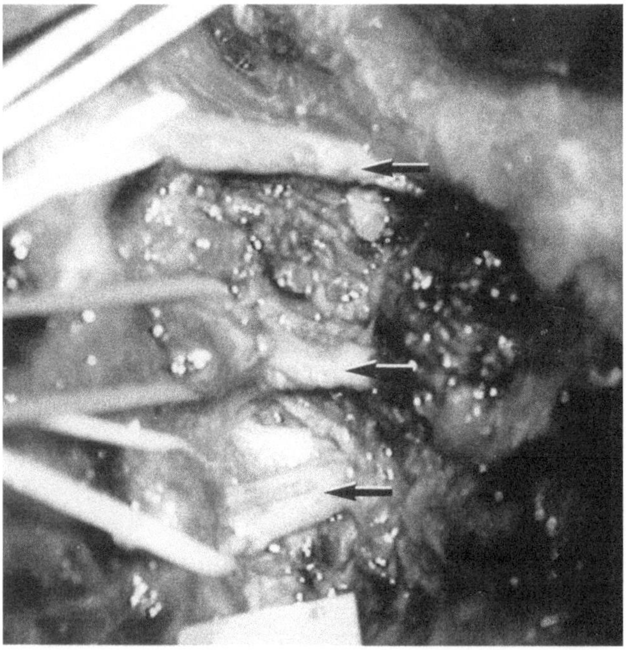

**Abb. 6.** Freigelegte zervikale Rr. dorsales (*Pfeile*) (Operationssitus)

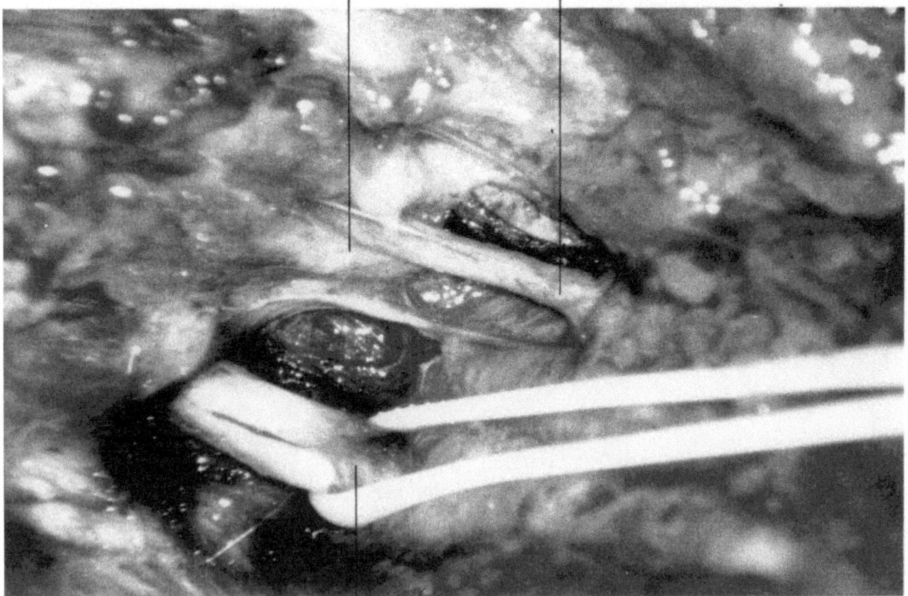


**Abb. 7.** Rr. dorsales C1 und C2 vor ihrer Durchtrennung. Der R. dorsalis C1 (N. suboccipitalis) liegt zwischen A. vertebralis und Oberrand des Atlasbogens, der R. dorsalis C2 zwischen Atlasbogen und Lamina des 2. Halswirbels

schwierig zu finden, da er von einem dicken Venengeflecht umgeben ist (Abb. 7). Ein unübersichtliches Operationsfeld aufgrund Operierens in der Tiefe der Nakkenmuskulatur und starke Blutungen – all diese Befürchtungen Foersters [11] haben wir nie erlebt.

Die Rr. dorsales C1–C6 werden dann über eine Strecke von 1 cm reseziert, nicht aber wie von Bertrand peripherwärts ausgerissen. Im Anschluß an die Resektion koagulieren wir die Faszikel auf dem Querschnitt des proximalen Nervenstumpfes. In aller Regel gelingt es nicht, den aus dem R. dorsalis C2 entspringenden N. occipitalis major zu schonen. Das Resektionsmaterial von 32 Patienten wurde histomorphologisch in der Abteilung Neuropathologie der Rheinisch-Westfälischen Technischen Hochschule Aachen untersucht [25].

Die Patienten können am Tag nach der Operation aufstehen. Schon dann wird mit krankengymnastischer Behandlung begonnen. Ihr Schwerpunkt liegt in der Aktivierung der Antagonisten der im Rahmen der Dystonie beteiligten Muskeln. Etwa 10 Tage postoperativ werden die Patienten, wenn möglich, in eine Klinik mit besonderer Erfahrung in der konservativ-physiotherapeutischen Behandlung des Torticollis spasmodicus verlegt [23]. Wir untersuchten alle Patienten erstmals 3 Monate postoperativ ambulant nach und bestellten sie regelmäßig zu weiteren

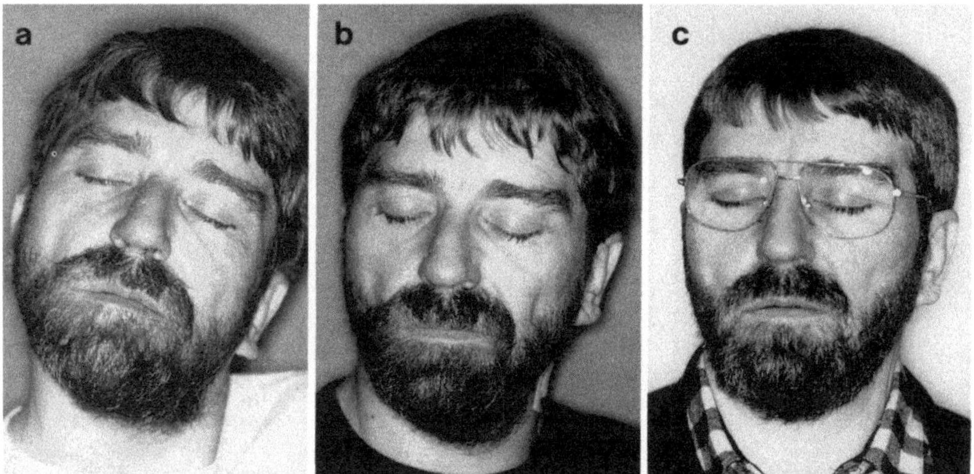


Abb. 8. Patient vor (a), 5 Tage (b) und 18 Monate (c) nach selektiver peripherer Denervierung des M. sternocleidomastoideus und der zervikalen Rami dorsales C1 bis C6 links. Auch in der frühen postoperativen Phase keine Schwäche der Kopfhaltung

Kontrolluntersuchungen wieder ein. Nicht alle erschienen aber zu diesen späteren Nachuntersuchungen. Wir mußten sie deshalb telefonisch nach der subjektiven Einschätzung des Ergebnisses der Operation befragen, die wir der Beurteilung zugrundelegten. Sie mußten sich festlegen, ob sie das Ergebnis als sehr gut, gut, mäßig, geringfügig beurteilen oder ob der Eingriff ganz unwirksam war.

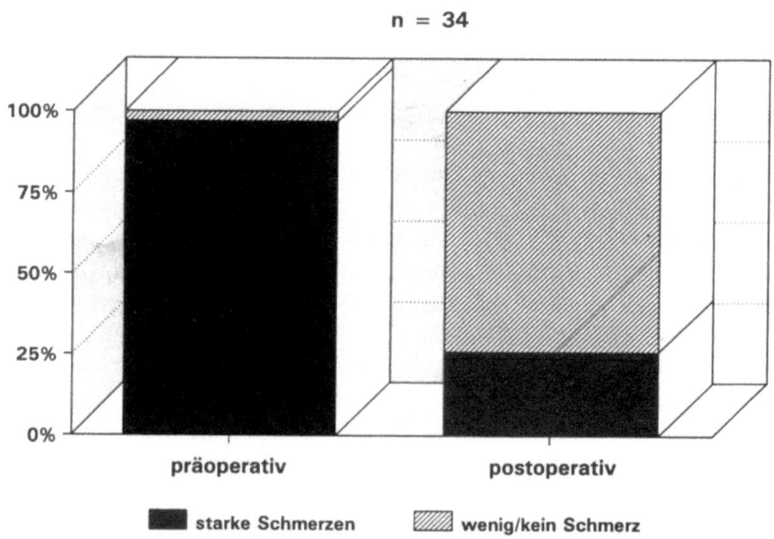


Abb. 9. Beeinflussung der Schulter-/Nackenschmerzen durch die selektive periphere Denervierung bei 34 Patienten

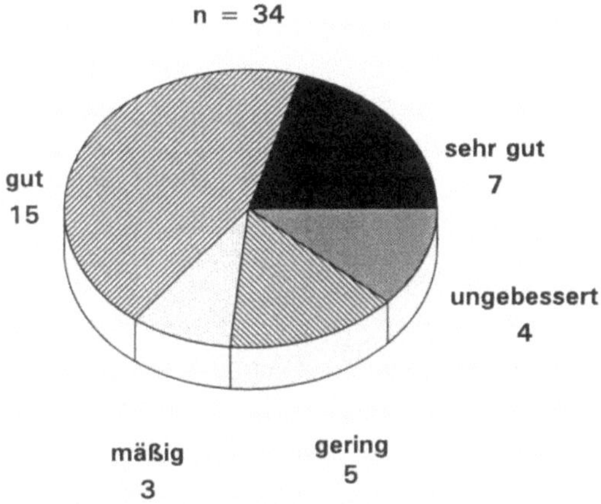


**Abb. 10.** Postoperatives Ergebnis der mikrochirurgischen selektiven peripheren Denervierung bei 34 Patienten (sehr gute – gute – mäßige Besserung – kaum gebessert – nicht gebessert)

Von Juni 1988 bis Dezember 1990 wurden 35 Patienten operiert; 4 von ihnen waren zuvor in einer anderen Klinik nach der Methode der selektiven peripheren Denervierung operiert worden. Die 2. Operation war nötig, weil sich die Symptomatik nach dem Ersteingriff entweder nur vorübergehend gebessert hatte oder unbeeinflußt geblieben war. Einer unserer Patienten wurde im Abstand von 6 Monaten 2mal operiert, weil der 1. Eingriff nur einen geringfügigen Teilerfolg gebracht hatte. Bei einer Patientin wurden zunächst die Rr. dorsales der einen Seite und 16 Monate später der Gegenseite reseziert. Bei einem Patienten war vorher eine zervikale Fusionsoperation durchgeführt und bei einem anderen ein epidurales zervikales Neurostimulationssystem eingesetzt worden, bei beiden ohne jeden Erfolg. 34 der 35 Patienten konnten mehr als drei Monate postoperativ nachuntersucht bzw. befragt werden. Einen Patienten konnten wir postoperativ nicht verfolgen.

## Ergebnisse

Keiner der Patienten hatte postoperativ Schwierigkeiten mit der Kopfhaltung oder Kopfbewegung. Das gilt auch für die eine Patientin, bei der im Abstand von 16 Monaten die Rr. dorsales C1–C6 beidseits reseziert wurden. Alle wiesen ein sensibles Defizit im Versorgungsgebiet des N. occipitalis major auf. Zwei von ihnen hatten vorübergehende Beschwerden einer Okzipitalisneuralgie. Ein Patient entwickelte nach Resektion des M. sternocleidomastoideus ein Hämatom in der Loge des Muskels, das operativ entfernt werden mußte.

Präoperativ klagten alle Patienten mit einer Ausnahme über Nacken-/Schulterschmerzen. Diese verschwanden meistens schon wenige Tage nach der Operation. Die Mehrzahl berichtete bereits zu dieser Zeit, daß das Zuggefühl deutlich geringer sei als vor dem Eingriff. Allerdings bemerkte der Beobachter zu dieser Zeit nur selten eine Besserung der Dystonie. Bei einigen Patienten war aber auch schon in dieser Phase eine deutlich bessere Kopfhaltung zu erkennen. Vielfach waren die Patienten dann in der Lage, den Kopf bei geschlossenen Augen wesentlich gerader zu halten, als dies vor der Operation möglich war.

25 der 34 Patienten (73%), die 3 Monate bis 2 1/2 Jahre postoperativ nach ihrer eigenen Bewertung des Ergebnisses der Operation befragt wurden, bezeichneten es als sehr gut, gut oder mäßig. Im einzelnen gaben 5/34 (15%) das Resultat als sehr gut, 15/34 (44%) als gut, 3/34 (9%) als mäßig und 6/34 (18%) als gering an. 4/34 (12%) hielten die Operation rückblickend für gänzlich erfolglos. Alle genannten 25 Patienten hatten ihre präoperativen Schmerzen verloren, aber nicht unbedingt ihre Dystonie. Zusätzliche Störungen in Form von Kopftremor oder oraler Dyskinesien wurden durch den Eingriff nicht beeinflußt.

Bei den 4 Patienten, die zuvor an anderem Ort nach der gleichen Methode der selektiven peripheren Denervierung operiert worden waren und bei dem einen unserer Patienten, den wir 2mal operierten, waren die Nervenäste zu den betroffenen Muskeln nicht vollständig reseziert worden. Eine weitere Patientin operierten wir 2mal. Obwohl wir sicher gewesen waren, bei der ersten Operation alle Rr. dorsales reseziert zu haben und sich auch bei elektrischer Stimulation keine Kontraktionen der Nackenmuskulatur gezeigt hatten, fanden sich bei der zweiten Operation wieder Nervenäste am Ort der ursprünglichen Rr. dorsales.

Bei dieser zweiten Operation sahen wir keine neuromartigen Veränderungen oder Narben an bzw. um diese Nerven, so daß wir davon ausgingen, daß sie doch unserer Aufmerksamkeit bei der ersten Operation entgangen waren. Die histopathologische Untersuchung dieser Nerven zeigte aber eindeutig, daß es sich um regenerierte Nerven handelte. Zumindest in diesem Fall muß man vermuten, daß sich diese Nerven, obwohl 1 cm reseziert und der proximale Stumpf koaguliert worden war, ohne Leitschiene über eine gewisse Strecke spontan regeneriert hatten und daß es auch zu einer funktionellen Restitution der zuvor denervierten Muskeln gekommen war.

## Diskussion

Die selektive periphere Denervierung ist eine rein symptomatische Behandlungsmethode für Patienten mit Torticollis spasmodicus und läßt alle möglichen zentralnervösen Entstehungsursachen außer Betracht. Bertrand hat seit 1982 mehrfach seine Ergebnisse vorgelegt und 1987 über 131 Patienten berichtet, bei denen der Eingriff bis zu 10 Jahre zurücklag [6]. 87% von ihnen waren mit dem Ergebnis der Operation zufrieden. Das übersteigt noch die Angaben unserer Patienten, deren Nachbeobachtungszeitraum sogar noch kürzer ist, nämlich längstens 2 1/2 Jahre. Es erscheint uns gerechtfertigt, die subjektive Einschätzung der Patienten für die Beurteilung des Ergebnisses der Operation zugrundezulegen. Auch andere Autoren wie Tsui et al. [29] geben ihr den Vorzug gegenüber anderen Methoden. Eine objektive Erfassung dieser Ergebnisse ist außerordentlich problematisch. Die Einschätzung durch die behandelnden Ärzte ist bedenklich und fällt eher positiv aus als durch die Betroffenen selbst. Das zeigt sich bei der Nachuntersuchung der Patienten von Freckmann et al. [12] nach der sog. mikrovaskulären Dekompression des N. accessorius zur Behandlung dieser Dystonie: Die Patienten selbst beurteilten das Ergebnis der Operation deutlich schlechter als die Ärzte. Videoaufnahmen vor und nach der Operation sind nur mit Vorbehalt aussagekräftig. Bei all unseren Patienten wurde die Dystonie zwar prä- und postoperativ so dokumentiert. Man weiß aber sehr wohl, daß zum einen die Ausprägung des Tortikollis in Abhängigkeit von psychischer Anspannung, ja schon im Verlauf eines Gesprächs wechseln kann. Zum anderen muß die Sequenz eines Videobandes nicht die ganze Realität wiedergeben.

Auch wenn manche Patienten nach der Operation den Eindruck vermitteln, als habe sich die Kopfhaltung nicht erheblich gebessert, bezeichnen viele von ihnen den Eingriff dennoch als erfolgreich, weil nämlich Schmerz und Zuggefühl verschwunden sind. Diese Diskrepanz wird zumindest bei einem Teil der Patienten dadurch erklärt, daß bei langandauerndem Torticollis spasmodicus von 20 Jahren und mehr eine trotz intensiver Physiotherapie irreversibel fixierte Fehlhaltung der Halswirbelsäule besteht.

Bertrand zieht die Rr. dorsales und die Nervenäste zum M. sternocleidomastoideus peripherwärts heraus, wir resezieren diese Nerven im sichtbaren Bereich, das ist für die Rr. dorsales etwa 1 cm und koagulieren die einzelnen Faszikel auf dem Querschnitt des proximalen Nervenstumpfs. Es erhebt sich die Frage, ob die Muskeln durch vom zentralen Stumpf auswachsende Axone reinnerviert werden können. Wir wissen zwar aus tierexperimentellen Untersuchungen bei Ratten und Kaninchen, daß periphere Nerven einen Defekt funktionell erfolgreich überbrükken können [20] und daß ein in einen denervierten Muskel implantierter Nerv die Bildung neuer, auch ektopischer, Endplatten induzieren und so den Muskel reinnervieren kann [4, 14]. Aus der klinischen Praxis wissen wir hingegen, daß selbst ein mit einer scharfen Glasscherbe durchtrennter rein sensibler Digitalnerv operativ rekonstruiert werden muß und ohne Hilfe nicht spontan so zusammenwächst, daß ein funktionell bedeutsamer Kontakt wiederhergestellt wird. Wir selbst haben bei den Patienten, bei denen wir den N. peroneus direkt in den denervierten M. tibialis anterior implantierten, nie eine Erholung dieses Muskels gesehen. In der Literatur gibt es u.W. bislang keine Mitteilung über eine bewiesene spontane Regeneration eines vollständig durchtrennten Nerven beim Menschen (Grad-5-Läsion nach Sunderland oder Neurotmesis nach Seddon). Auch aus der Publikation von Pollock et al. aus dem Jahre 1947 [24] können wir solche Fälle nicht ersehen. Kline [17] und Sunderland [27] halten eine spontane Regeneration durchtrennter menschlicher Nerven und speziell von Rr. dorsales für möglich, messen ihr jedoch, falls es sie geben sollte, keine funktionelle Bedeutung bei. Unsere Beobachtungen bei einer Patientin (s. S. 124) sprechen hingegen für diese Möglichkeit. Es ist unseres Wissens der erste Fall, bei dem eine solche spontane funktionelle Nervenregeneration ohne Zuhilfenahme einer Leitschiene (Conduit) nachgewiesen wurde.

Der Wert der selektiven peripheren Denervierung ist wie bei jeder Methode zur Behandlung des Torticollis spasmodicus an den Langzeitergebnissen zu messen. Dabei schneidet sie sehr gut ab, besser als alle anderen operativen Verfahren, besser als die stereotaktische Thalamotomie, die zervikale Rhizotomie, die sog. mikrovaskuläre Dekompression des N. accessorius, bei der allerdings zusätzlich auch Nervenäste durchtrennt werden (!) und die Myotomie des M. sternocleidomastoideus. Darüber hinaus fehlen ihr die z.T. gravierenden Folgeerscheinungen und Nebenwirkungen, die nach allen alternativen destruktiven chirurgischen Verfahren mit Ausnahme der Myotomie berichtet worden sind.

Heute ist der Wert der Operation nicht nur an anderen neurochirurgischen Verfahren, sondern auch an den Ergebnissen nach Injektion von Botulinumtoxin zu messen. Bei Betrachtung der Langzeitergebnisse ist die selektive periphere Denervierung im Vorteil, da die Wirkung der Botulinuminjektion nur 3 Monate anhält. Allerdings kann man die Injektion häufig und meist mit wohl unverminderter Wirksamkeit wiederholen [3]. Während Bertrand et al. [6, 7] Nachbeobachtungszeiträume von bis zu 10 Jahren überschauen – 87 bis 88% der Patienten waren mit dem Ergebnis der Operation zufrieden – liegen Ergebnisse über derart lange Zeiten nach Beginn der Botulinumtoxin-Behandlung bisher nicht vor. Die erste Publikation dazu geht auf Tsui et al. zurück [28]. Man wird also abwarten müssen, ob das Toxin immer wieder, d.h. unbegrenzt injiziert werden kann oder ob nicht doch im Laufe der Zeit der Anteil der Patienten ansteigt, die Antikörper gegen das Toxin entwickeln und bei denen die Injektion deshalb unwirksam wird.

Nach unserer bis zu 2 1/2jährigen Erfahrung mit der selektiven peripheren Denervierung sehen wir diese Behandlungsform des Torticollis spasmodicus als eine wirksame therapeutische Methode an. Sie sollte ebenso wie die Injektion von Botulinumtoxin allen Patienten gegenüber angesprochen werden, bei denen die konservativen Behandlungsversuche erfolglos geblieben sind und die sich einer anderen Behandlung unterziehen wollen. Aufgrund ihrer recht hohen Erfolgsquote und der Geringfügigkeit von Nebenwirkungen oder Folgeerscheinungen ist ihr der Vorzug gegenüber allen anderen operativen Verfahren zu geben. Allerdings sollte man sie für Patienten mit reinem Torticollis spasmodicus reservieren und solche mit einem Torticollis im Rahmen z.B. eines Meige-Syndroms oder einer Torsionsdystonie ausschließen. Die Ergebnisse bei diesen Patienten sind unbefriedigend.

## Zusammenfassung und Schlußbemerkung

35 Patienten mit Torticollis spasmodicus wurden nach der von Bertrand et al. [5–7] beschriebenen selektiven peripheren Denervierung der betroffenen Muskeln mikroneurochirurgisch operiert. Dabei werden die Äste aus dem N. accessorius zum M. sternocleidomastoideus und die Rami dorsales C1–C6 reseziert. Der Nachbeobachtungszeitraum betrug bei 34/35 Patienten 3 Monate bis 2 1/2 Jahre. 25/34 (73%) bewerteten den Effekt der Operation als mäßig bis sehr gut. 27% bemerkten einen höchstens geringen oder gar keinen Einfluß auf ihre Erkrankung, sie wurden als Versager gewertet. Keiner der Patienten hatte postoperativ Störungen der Kopfkontrolle, alle jedoch eine Hypästhesie im G

major. Aufgrund der hohen Erfolgsquote und der Geringfügigkeit von Nebenwirkungen ist diesem operativen Verfahren der Vorzug gegenüber allen anderen Operationsmethoden zu geben. Die selektive periphere Denervierung steht in Konkurrenz zur Injektion von Botulinumtoxin. Erst wenn ähnlich lange Zeiträume der Nachbeobachtung nach dieser Behandlungsmethode vorliegen wie nach der sog. Bertrand'schen Operation, wird sich zeigen, ob die Toxininjektion dem Vergleich mit der selektiven peripheren Denervierung standhält. Die Ergebnisse dieser Injektionen sind beachtlich. Deshalb sprechen wir sie bei jedem Patienten an und empfehlen sie. In der Zukunft wird die selektive periphere Denervierung vermutlich den Patienten mit Torticollis spasmodicus vorbehalten bleiben. die entweder auf Botulinumtoxin nicht ansprechen oder durch Antikörperbildung gegen das Toxin therapieresistent geworden sind.

Mit freundlicher Unterstützung durch die Klothilde Eberhardt-Stiftung, Ulm.

## Literatur

1. Aschoff JC, Halbgewachs FJ (1991) Über den langjährigen Verlauf des Torticollis, die medikamentöse Therapie und deren Stellenwert im Vergleich zu anderen Therapien. hier a.a.O.
2. Becker W, Flüs I, Jürgens R (1991) Gezielte Kopfbewegungen und Wahrnehmungen der Kopfposition bei Patienten mit Torticollis spasmodicus. hier a.a.O.
3. Benecke R (1991) Botulinum-Toxin A in der Behandlung der zervikalen Dystonien. hier a.a.O.
4. Bennett MR, Pettigrew AG (1977) The formation of neuromuscular synapses. Cold Spring Harbor Symp Quant Biol 40:407–422
5. Bertrand C, Molina Negro P, Martinez SN (1982) Technical aspects of selective peripheral denervation for spasmodic torticollis. Appl Neurophysiol 45:326–330
6. Bertrand C, Molina Negro P, Bouvier G, Gorczyca W (1987) Observations and analysis of results in 131 cases of spasmodic torticollis after selective denervation. Appl Neurophysiol 50:319–323
7. Bertrand C (1988) Surgical management of spasmodic torticollis and adult-onset dystonia with emphasis on selective denervation. In: Schmidek H, Sweet W (eds) Operative neurosurgical techniques, 2nd ed. Grune & Stratton, Orlando, FL, pp 1261–1269
8. Colbassani H, Wood JH (1986) Management of spasmodic torticollis. Surg Neurol 25:153–158
9. Dieckmann G (1991) Neurochirurgische Behandlung des Torticollis früher und heute a.a.O.
10. Disertori B, Ducati A, Piazza M, Pavani M (1982) Brainstem auditory evoked potentials in a case of „Manto syndrome", or spasmodic torticollis with thoracic outlet syndrome. Ital J Neurol Sci 3:359–363
11. Foerster O (1929) Torticollis spasticus. Z Orthop Chir 51:144–168
12. Freckmann N, Hagenah R, Hermann HD, Müller D (1986) Bilateral microsurgical lysis of the spinal accessory nerve roots for treatment of spasmodic torticollis. Acta Neurochir (Wien) 83:47–53
13. Friedman A, Fahn S (1986) Spontaneous remissions in spasmodic torticollis. Neurol 36:398–400

14. Guth L, Zalewski AA (1963) Deposition of cholinesterase following implantation of nerve into innervated and denervated muscle. Exp Neurol 7:316–326
15. Hassler R, Dieckmann G (1970) Die stereotaktische Behandlung des Torticollis aufgrund tierexperimenteller Erfahrungen über die richtungsbestimmten Bewegungen. Nervenarzt 41:473–487
16. Jahanshahi M, Marion MH, Marsden CD (1990) Natural history of adult-onset idiopathic torticollis. Arch Neurol 47:548–552
17. Klinge DG (1991) Persönliche Mitteilung 8.4.1991
18. Korein J, Liebermann A, Kupersmith M, Levidow L (1981) Effect of L-glutamine and isoniazid on torticollis and segmental dystonia. Ann Neurol 10:274–275
19. Lowenstein DH, Aminoff MJ (1988) The clinical course of spasmodic torticollis. Neurol 38:530–532
20. Lundborg G (1981) Nerve lesions with interruption of continuity: Studies in the growth pattern of regenerating axons in the gap between the proximal an distal nerve ends. In: Gorio A, Millesi H, Mingrino S (eds) Posttraumatic peripheral nerve regeneration. Experimental basis and clinical implications. Raven, New York, pp 229–239
21. Matthews WB, Beasley P, Parry-Jones W, Garland G (1978) Spasmodic torticollis: a combined clinical study. J Neurol Neurosurg Psychiatry 41:485–492
22. Meares R (1971) Natural history of spasmodic torticollis, and effect of surgery. Lancet 2:149–151
23. Peterson E (1985) Ein neues Konzept der krankengymnastischen Behandlung extrapyramidal-motorischer Bewegungsstörungen am Beispiel des Torticolli spasmodicus. Z Krankengymn 37:827–844
24. Pollock LJ, Golseth JG, Mayfield F, Arieff AJ, Liebert E, Oester YT (1947) Spontaneous regeneration of severed nerves. J Am Med Assoc 134:330–333
25. Schröder JM, Huffmann B (1991) Pathomorphologie der zervikalen Rami dorsales bei Patienten mit Torticollis spasmodicus. a.a.O.
26. Sorensen BF, Hamby WB (1966) Spasmodic torticollis. Results in 71 surgically treated patients. Neurology 16:867–878
27. Sunderland S (1991) Persönliche Mitteilung 18.4.1991
28. Tsui JKC, Eisen A, Stoessl AJ, Calne S, Calne DB (1986) Double-blind study of Botulinum toxin in spasmodic torticollis. Lancet 2 (8501):245–246
29. Tsui JKC, Calne DB (1988) Botulinum toxin in cervical dystonia. In: Jancovic J, Tolosa E (eds) Advances in neurology, vol 49: Facial dyskinesias. Raven, New York, pp 473–478

# Sachverzeichnis

Druck: Mercedesdruck, Berlin
Verarbeitung: Buchbinderei Lüderitz & Bauer, Berlin

MIX
Papier aus verantwortungsvollen Quellen
Paper from responsible sources
FSC® C105338

If you have any concerns about our products,
you can contact us on
**ProductSafety@springernature.com**

In case Publisher is established outside the EU,
the EU authorized representative is:
**Springer Nature Customer Service Center GmbH**
**Europaplatz 3, 69115 Heidelberg, Germany**

Printed by Libri Plureos GmbH
in Hamburg, Germany